認知症
ありのままを認め、
そのこころを知る

虎の門病院　認知症科の考え方

IGETA YUKIFUSA
井桁之総

論創社

はじめに

76歳の女性は年齢とともに足腰が弱くなり、何度も転倒するようになりました。背骨の変形がありましたが、夫と娘の助けでなんとか家事はできていました。けれどある日、トイレで「ドスンッ!」という激しい音を立て転倒したのです。買い物から帰った夫がそれを見つけ、すぐさま救急搬送しました。それから、3日後に息子が見舞いにくると、患者はこう話しました。

「ちょっと静かにしてくれる! 隣で眠っている動物が起きちゃうから……。この病院では実験に使う動物を飼っているの。ほら、そこで寝てる! シッ!! 静かに! 起きてくると怖いから」

「そんなことはないよ。大学病院じゃないから、実験動物なんて飼ってないよ」

「違うんだよ、お姉ちゃんもその動物を見たんだよ。黒くて手足がなくてヌボーッとしてるの。ほんとだって。なんで解ってくれないの?」

その後も、「大宮の叔父さんが亡くなったんだよ。お前、知ってるだろう？　でもねぇ、棺桶に入ってしばらくしたら、生き返ったっていうじゃない！　こんなことってあるの？おかしな話ね～。もうみんなで笑っちゃってさぁ……」

と話すのです。息子は、

「亡くなった人が生き返るわけないだろ。しっかりしてよ！」

と説得しました。そのとき、後ろにいた父親は、

「お前、話を合わせろ！」

と目配せし、息子の背中を何度もつつきました。その後も、父親と息子は、母親の療養先のことで何度ももめたそうです。帰宅したいと言う母親、無理だと言う息子、ならば自分ひとりで介護をすると言い張る父親。なぜ家族というものは、これほど感情をぶつけ合うものなのでしょうか。

そんな日が2ヶ月ほど続いたあと、患者の状態が落ち着くと、息子はこころを落ち着かせ、そのときのことを語りはじめました。

「最初に感じたのは、いままで元気だった母がこのまま認知症になってしまうのではない

かという恐怖でした。その後の介護はどうなるのか。年老いた父親にやらせるわけにもいかないし、いつまでも姉に頼っているわけにもいきません。わたしも関わりますが、その費用と拘束時間はどれほどのものなのでしょうか。もしかしたら、いまの仕事を続けられなくなるかもしれません……。

そしてなにより驚いたのは、父のほうがはるかに冷静だったということです。高齢者医療のことを何も知らない父は、母の発言を否定せずに『ああそうだよ！』と受け入れていたのです。一方、わたしは冷静な判断ができなくなっていました。むしろ医師であるという驕りが邪魔をして、もっとうまくできるとたかをくくっていたのです。しかし実際には、物事を大げさに捉えるか、まったく問題ないと思い込むかの両極端な判断しかできませんでした。やはり医師は身内の主治医になれないということなのでしょうか……」

みなさん、お気づきだと思いますが、これはわたし自身に起こったことです。

「ある日、母が転倒した……」

それだけのことで家族関係が崩れ、介護者は精神的に追い込まれてゆく。日常生活が一変し、病状やこれからの将来について不安がよぎります。

そして、どうしてこんなことが起こったのか、なぜ防げなかったのか、これからどうなるのか、と自分のこころと向き合うことになります。それだけではありません。いままで何度も解決しようと思いながらも先延ばしにしてきた、家族の問題とも向き合うことになるのです。

母の救急搬送後、わたしに連絡が来たのは実に3日も経過してからでした。わたしは、「なぜすぐに連絡しなかったのだ!」と、姉と父を責めました。しかし、それは間違っていたのです。

「3日間、連絡をしなかった」という事実。

できなかったのではない、しなかったのです。

それは、これまでわたしが老いた両親に向き合わず、関わりを避けていたことを物語っていました。母親が急変したときでさえ、医師であるわたしの存在は、家族にとってないに等しかったのです。このときわたしは、老いた2人の生活を支えてきたのは、姉ひとりだったという事実を受け止めなければなりませんでした。

いま思えば、母親の「実験動物がいる」という発言は、転倒し入院した恐怖と終わりの見えない医療への不安を物語っており、動物のような対応をしないでほしいという願いがこもっていました。そして、「叔父さんが生き返る」という話は、元の生活に戻りたいという心の奥底をわたしに伝えようとしたのです。

にもかかわらず、わたしは、母の発言を「自分が住む世界」と比較し、ひたすら否定しました。自分の期待と価値観で母を動かそうとしたのです。母親の置かれている状況よりも、真っ先に考えたのは自分の生活や保身でした。医師として、多くの患者とその家族と向き合い、医療をはじめ生活のすべてを支えてきたつもりでした。けれどいざ、それが自分の問題となったとき、認知症で思い悩む多くの家族とまったく同じ対応をしていたのです。

このように、だれかが病気になると、いままで家族に潜んでいた問題が一気に表面化し、家族全員が介護者になった自分のこころと向き合うことになります。この2つの問題に素直に向き合えないとき、その家族には大きな悲劇が起こるのです。

認知症に関わるすべての人のこころの捉え方や受け入れ方によって、患者の症状も翻弄される家族の心理も、患者の行動をおだやかにする抗精神病薬の量も変わってきます。家族や介護者の接し方ひとつをとっても、それが本当に患者のことを思う介護なのか、その場から抜け出したいという自分のエゴなのか、医療や介護とは名ばかりの虐待に近い行動なのか。直接、指摘されても、当の本人は自分の行動の本当の意味が解らないことが多いのです。

認知症医療の教科書には、「患者のこころを理解し、不可解な行動に秘められた理由を知りなさい」と書いてあります。しかし現実では、われわれのあたまやこころは、教科書通りに動いてくれません。患者の気持ちを理解することはとても難しく、自分の気持ちですら自由にコントロールできません。

では、どうすればいいのでしょうか？

認知症が社会問題になり、介護離職や介護殺人など多くの悲劇が生まれています。しかし、だれも解決策を見出すことができません。その原因と解決策を多くの患者とその家族に問いかけ、そして自分のこころに問いかけてきました。

本書は、認知症が発症することで表面化する家族の問題、自分自身への問い、そして患者の心理など、いままで多く語られることのなかった〝認知症という極めて家族的な病〟を、医学的な見識をもとに社会的な立場から捉え直したものです。

本書で問うた内容が、いま不安を抱えている患者、介護でお困りの家族、そして途方に暮れている医療従事者や、認知症なんてまったく関係ないと思っている方々のこれからに、お役に立てば幸いです。

井桁 之総

認知症　ありのままを認め、そのこころを知る

——虎の門病院 認知症科の考え方

目次

第3章　認知症とはなんだろうか　45

第4章　ボクが「認知症科」をつくった理由　81

第5章　認知症患者のこころはどうなっているのか　133

第6章　だれもが認知症になる世界に向けて　203

第1章　「認知症科」をつくるまで

認知症の検査だって言わないでください

そのとき、わたしは東京の渋谷区にある日赤医療センターの神経内科に勤務していました。そこで脳神経内科医として「ものわすれ外来」を担当していたのです。当時、わたしを悩ませるひとつの問題がありました。それは、「本人に認知症の検査だと解らないように検査してください」と言われることでした。

患者とまず目を合わせます。そして、患者の肩の動きを見て自分の呼吸を患者の呼吸に合わせながら、「膝が痛い」とか、「めまいがする」といった認知症とはまったく関係ない話に「それは大変ですね」と寄り添ってゆきます。そして、百円の買い物に一万円札を出して大量の小銭をもらったり、薬がたくさん余っていないかといった、〝日常生活の困難〟を訊きだしてゆくのです。さりげなく「今日は何月何日ですか?」とか「ここはどこですか?」と訊いてみます。言葉では伝わらないことまで意識し、患者が尊重され大事にされている、と感じてもらえるよう気をつけます。

診察後、ものの名前を思い出してもらったり、図形を描いてもらうといったクイズ形式の高次脳機能検査を行います。ですから、本人には、認知症を調べているということはすぐに解ってしまいます。それを隠して、どのように認知症の診断をすればいいのでしょうか。

ある日、40代の女性が、76歳の母親を外来にお連れになりました。そしていつものように診察しようと話しかけると患者は急に怒りだしたのです。

「いったいどういうことなのよ！」

わたしの目の前で母と娘は大喧嘩となり、立ち入る余地がないわたしはしばらく2人の様子を黙って見ていました。

言葉遣いや話し方、話しかけるタイミングや目の高さ、相手への身体の角度をみて2人の関係を読み解きます。そして、空白や沈黙のなかに真のこころの声が浮き上がってきます。

そこで気づいたのは、患者が怒っていたのは認知症の検査をすることではなく、「黙って連れてきた」ということでした。患者には町内会の仕事という大切な仕事があるのに、それを無視して連れてきて、自分をだましたと言うのです。

娘さんは防戦一方となり、

「お母さん、わたしが悪かったわ！」

とおっしゃいました。わたしは今日の診察は無理だと思い、彼女らの帰り際、娘さんにこう言いました。


「ご自分の本当の気持ちを素直にお話しになってはいかがでしょうか。『もの忘れが出てくる歳だし、いまは早く見つかると症状の進行を抑えられることもあるから検査しましょう』って。『いつまでも大好きなお母さんと仲良くしたいから検査してほしい』って……」

娘さんは「解りました、言ってみます」と軽く会釈してお帰りになりました。


その2週間後、また2人が一緒にお見えになりました。2人の空間に違和感はなく、実にスムーズに笑顔で診察を終えたのです。母親は診察に不安を感じることもなく、町内会の話を楽しくされていました。

それでは、なぜ娘は、はじめから母親に「認知症の検査をしますよ」と言って外来に連れてこなかったのでしょうか。言うまでもなく、そこには母を想う優しい娘の気持ちがあることは明らかです。しかし、それだけではありません。そこには認知症に対する誤解と知識不足がありました。さらには、母親が認知症になったら自分の生活はままならなくなる、といったエゴがあったのかもしれません。

多くの人が「ものわすれ外来」に来ることを躊躇し、両親にその必要性を感じていても受診を勧めることすらできません。これが、当時のわたしを悩ませる一番大きな問題でした。

「認知症」の誤解と偏見

戦前の日本において認知症は、「老耄《ろうもう》」や「老耄狂」と呼ばれていました。さすがに「狂」という漢字には問題があるだろうということで、1907年に「老年痴呆」「老耄性痴呆」と名称が変更されました。当時は、「老い」と「痴呆」が同様の意味で悲惨な言葉として使われていたのです。さらにその後、小説『恍惚の人』の出現により「痴呆」が「恍惚《こうこつ》」と同義語のような印象を与えることになります。

このように「痴呆」は加齢による自然の成り行きであるにもかかわらず、差別的な言葉として定着してしまったのです。２００４年に、厚生労働省による検討会を経て「痴呆」から「認知症」へ言葉が変わります。そのときの３つの改変理由を見てみましょう。

・痴は「おろか」、呆は「ぼんやり」といった侮蔑的な意味合いが含まれている。
・痴呆という言葉のため、本人の状態が正しく理解されにくい状況になっている。
・痴呆になることは怖くて恥ずかしいという認識が拡がり、早期診断が遅れている。

これを見れば、いかにこの「痴呆」という言葉が誤解されていたのかが解ります。「認知症」は、はじめは行政の言葉として用いられていましたが、やがて医学用語として定着するようになりました。そして「痴呆」が「認知症」に変わったいま、その効果はあったのでしょうか？　多少は偏見が少なくなってきたと思います。しかし、完全になくなってはいません。

『楢山節考』と『恍惚の人』

日本の「認知症観」に大きな影響を与えた2つの小説があります。

ひとつは『楢山節考《ならやまぶしこう》』。これは、1956年（昭和31年）に発表された深沢七郎の作品です。孝行息子の辰平は、貧しい農村で生き抜くために、悩み苦しみながら村の掟に従い70歳になった母親を山に置き去りにするのです。まさに描かれているのは「母を想う優しい気持ち」と、犠牲をともなっても生き延びようとする人間の「極めて残酷な行動」です。しかし母親おりんは、甘んじてその運命を受け入れます。そして、死ぬ間際になっても村人のために役に立とうとするのです。この「姥捨《うば》て」行為は、現在の「高齢者を介護施設に入れる」という行為と重なると思われてしまう部分が多く、超高齢社会に生きるわれわれにもう一度「歳をとる意味」や「福祉とはいったい何なのか」を問いかけてきます。この小説が世間に与えた影響はあまりにも大きく、年齢を重ね身体が衰えてゆく恐怖すら感じさせます。

一方『恍惚の人』は1972年（昭和47年）に発表された有吉佐和子の長編小説です。

認知症や老年医学的なテーマをいち早く扱った作品として話題を集め、テレビドラマにもなりました。高齢者介護の苦悩を描き、同時に「認知症は何も解らなくなって周囲に迷惑をかける」といった負のイメージを定着させました。このイメージがいまだに国民の潜在意識のなかにあり、認知症の先入観として刷り込まれています。いまだに多くの人が認知症の検査をするのを嫌がり、患者を説得して病院に連れてくるだけでも大変です。多くの人がこの「誤解された認知症観」をもっているために、「認知症の検査と解らないように検査してください」という発言につながってくるのです。

外来に訪れる多くの家族は、自分自身や世間に定着した「誤解された認知症観」と葛藤しながら、同時に心配し、なんとかしたいという願いを抱いています。わたしは医師として、「親を想う優しい気持ち」が「誤解された認知症観」と激しくぶつかる状況をなんとか変えなくてはならないと思っていました。

ありのままを認め、そのこころを知る

そんなある日のこと、日赤での当直が明けた頃、一本の外線電話が鳴りました。電話先

からこんな声が聞こえてきます。

「虎の門病院の院長の大内ですが、一度、院長室までご足労願えませんか？」

こうしてわたしは、2015年7月に、認知症に関わるすべてのことを行おうと、虎の門病院に新しい診療科をつくることになりました。

議論を重ねたあとで、大内院長はこうおっしゃいました。

「先生、それで診療科の名前はどうするの？」

わたしは迷わずこう答えました。

「認知症科にします！」

しかし、数日後、病院の事務の方からこんなことを言われたのです。

「先生、そんな名前をつけたら患者はだれも来ませんよ。外来の診察室の前で待つことすら嫌ですよ！」

と。虎の門でわたしを待ち受けていたのは、ここでも認知症に対する誤解と偏見でした。

「痴呆」から「認知症」と名前を変えても、その言葉を使う人のこころが変わらなければ、誤解や偏見はなくなりません。ですから、ここで思い切って「認知症」という言葉の社会的な意味を変えてしまいたいと思います。人々の認識を変えてしまうのです。


認知症は、認めて、知る、と書きます。

では何を認めて、何を知るのでしょうか？


それは「**目の前の患者のありのままを認め、そのこころを知る**」のです。

その行動も発言もすべて受け入れて、なぜそのような行動をするのかを考えて対応する。

それが、認知症医療の原点です。

言葉は人を動かします。言葉のもつ意味はさらに人を動かします。言葉の解釈を本質的なものに変えるだけで人々のこころをさらに動かせると思うのです。

第2章　認知症は「家族的な病」

認知症は家族の問題を表面化させ、そして家族を混乱させる

人はだれでも身の回りに変化が起きると、こころや身体にも変化が生じます。それは認知症でも同じこと。わたしは、多くの患者とその家族から、認知症がもたらす2つの変化を学びました。

1つ目は、**「認知症の発症と同時に、その家族が抱えてきた問題が一気に表面化する」**こと。2つ目は、**「認知症が発症すると家族は混乱し、患者と適切な関係を築けなくなる」**ことです。

そうです。**「認知症は極めて家族的な病」**なのです。

80歳の女性、Mさんは、ある日、近くのコンビニでお菓子、数百円分を持ち出してしまいました。呼び出された娘が病院に連れていこうとすると激怒し、「あなたはわたしを認知症にしてわたしの財産を奪うつもりなのね！」と言って受診しないというのです。ひとり暮らしのMさんは、整理整頓ができなくなり、一日中部屋を整理していても片づく気配

がないといいます。

娘から話を聞くと、整理整頓ができなくてもMさんの日常生活は保たれているようでした。わたしは、認知症があっても症状は軽く、孫のために盗んだお菓子は娘の気を惹くものだと判断しました。わたしがアドバイスすると、娘は母親を気遣い一緒に旅行し、頻繁に連絡をとるようになりました。そして、娘からわたしへの連絡は途絶え、落ち着いたかのように見えました。

しかし、その半年後、Mさんは再びお菓子を持ち出したのです。このとき、わたしははじめてMさんにお会いしました。


診察室では、すぐに娘と母親Mさんとの関係がよくないのが解ります。激しく言い放たれた言葉は宙を舞い、２人はともに自分を正当化し、わたしを味方につけようとしました。

娘が、

「もう心配で心配で、何をするのか解らないんだもの！」

と言うと、すかさずMさんは、

「あんたはわたしの心配をしているのではないわ。自分の心配をしているのよ！」

と訴えました。
それが図星であることが、わたしにはすぐに解りました。

Mさんは結婚後、30歳で娘を授かりましたが、夫は転勤が多く、自分もバリバリのキャリアウーマンであったため、幼い娘を祖母に預けていました。そして35歳で離婚。娘を引き取りましたが飲食店の経営にのりだし、娘は変わらず祖母に育てられました。その間、Mさんは娘に申し訳ないと思いながらも距離を縮めることはできませんでした。

現在、50代の娘は2人の子供を育てながら輸入雑貨店を営み、忙しく日々を過ごしています。しかし、Mさんは、いまでも娘に申し訳ないという気持ちが捨てられません。自分が子育てを人任せにしてきたという負い目から、娘の人生に踏み込んで素直に「助けてほしい」と言えないのです。

だれか助けて！　一緒にいてほしい。けれど母と娘は別々の人生を歩んできた。自分もひとりで強く生きてきた。だからいまさら頼れない！　そうこころに決め込んでしまっていたのでした。

助けを求める資格がない自分と娘との離れてしまった距離、空白の時間。それを穴埋めすることもできずに過ごし、やがて彼女はレビー小体型認知症と診断されました。依存したい気持ちが実現されないと、依存対象の人に攻撃的になるか、被害的になることが知られています。攻撃性が強ければ強いほど、それは愛情の裏返しでもあるのです。Mさんの場合もそうでした。

結果的に彼女には、外部の介護者の力を借りて不安を解消し、生活をサポートする方策がとられました。

家族関係のバランスが崩れると虐待につながる

Mさんのように、認知症を発症するといままで家族のなかに潜んでいた問題が一気に表面化してきます。Mさんと娘の折り合いの悪さは、認知症を発症する前からあったはずです。お互い問題だと思ってきたのに、それに向き合うことなく、問題がないように振る舞ってきたのです。いままで、何度だって向き合うチャンスがあったはずなのに。

たとえば家事のすべてをやっていた母親が認知症になると、母親に頼っていた家族たちが今度は支える立場になります。そして、家での役割分担があいまいになり、家族同士がぶつかるようになるのです。Mさんのように、あまり良くなかった親子関係はさらに悪化してしまいます。このように認知症を発症すると、家族内にさまざまな軋轢《あつれき》が生まれます。このことは、読者のみなさんも容易に想像がつくのではないでしょうか。

　夫婦間の力関係や、母と娘の関係性。あるいは親が子供をどれだけ支配的に教育してきたか、反対に放任してきたか。仲のいい親子関係だったのか、そうではなかったのか。家族の関係は十人十色です。そして家族のだれかが認知症を発症すると、その力の格差がさらに拡がったり逆転したりする。こうしてそれまでの人間関係の均衡が崩れてしまいます。

　この格差が拡がれば拡がるほど、虐待につながることもあるとわたしは考えています。ですから、診察時には、この患者と家族の力のギャップを読み取ります。そして、診察しながら認知症による大脳の障害がどれほどあり、それによって生じる症状はどの程度なのか、これを医学的に調べてゆきます。病気によって生じる家族の問題はどういうもので、力の格差から生じた問題は何なのか。家族の問題が認知症の症状とは関係ないと判断したときは、家族関係を調整する必要があります。そうです。**認知症は極めて家族的な病**なのです。ですから、患者の診断だけをすればいいというものではありません。患者を含む家族そのものを一緒に捉えてゆく必要があるのです。

そして患者のいままでの人生を振り返り、その生活を理解し、気持ちに共感するよう努めてゆきます。家族には患者のありのままを伝え、ともに感じ取ってもらえるようさりげなく配慮を続けます。家族が受け入れてくれないときは、どうすれば受け入れてもらえるかを考えます。そして最終的に家族自身が、自分たちで家族問題の解決策を見出せるように一緒に歩んでゆくのです。

認知症の症状が家族問題に大きな影響をもたらし、家族がこれ以上それを許容できないと判断したとき、はじめて少量の抗精神病薬（この薬はコリンエステラーゼ阻害薬などの認知症の進行を遅らせる薬とは異なります）を投与し、患者の症状を抑えます。しかし、多くの医療現場では家族の問題のすべてを認知症の責任にしてしまい、その解決のために薬を使っているように見えます。本人たちが何も気づかないまま、そのような医療が行われているのです。それは、何の理由も聞かず、暴れている熊を麻酔銃で撃って眠らせ、おとなしくさせることと一緒です。

認知症の患者と家族の間に問題が生じたときには、家族の側にもその責任がある場合がほとんどです。たとえば家族の態度や言葉遣いが、患者の落ち着かない行動を誘発していることもある。そういう場合、家族が患者へ向き合う態度を変えるだけで、落ち着かない行動が抑えられることもあります。

その視点から見ると、Mさんが抱える問題は何も解決できていません。レビー小体型認知症の診断がついても、その症状が家族問題の原因になっているわけではないからです。介入した第三者が患者の生活を支えても、母と娘の距離を縮めることはできません。本来は母娘の絆を再確認させることが真の社会的医療の目的です。本質が理解できているがゆえに、医療の限界を感じるご家族の一例です。

その後、その娘にもこころの変化が生じました。彼女の手紙がわたしのところに届いたときには、患者とはじめて会ってから6ヶ月が経過していました。

わたし、いままで解っていたんです。
お互いを求めているのに、目をそらし、なるべく会わないように逃げ回ってきました。
だって忙しいから。毎日、それどころではないから。

いいの。いいのっ！　どうせ母は、わたしのことなんて愛していないのだから。
そうやって、自分の気持ちに蓋をして、平気な振りして過ごしてきた。
それが今頃になって……。

母が認知症になってはじめて、いままで放置してきた問題が、制御できないくらい大きくなって自分に立ちはだかってきました。

でも、もう大丈夫です。いまはこの問題にきちんと向き合う勇気があるから。
もうこれ以上、放置しないって決めたから。
母を大切にするって決めたから。

失った時間を取り戻すことはできません。しかし、これからの時間をかけがえのないものにすることは可能です。たとえ、お母さんが認知症になったとしても。

家族の心配と患者の不安がぶつかり合う

64歳のRさんは、2年前に前頭側頭型認知症と診断されました。Rさんはひとり暮らしで、近所に住んでいる娘が家事などの面倒を見ています。

夫は娘がまだ小さい頃に亡くなり、Rさんが女手ひとつで娘を育ててきました。しかし、些細なことで激しく怒るようになり、ボタンを掛けたり外すといった同じ動作を繰り返し（常同行動）、甘いものばかり食べるようになってしまったのです。

激しく怒ったり甘いものが過剰に欲しくなるのは前頭葉の障害で、抑制が利かなくなってしまった症状です。常同行動とともに前頭側頭型認知症でよく見られます。しかしRさんの記憶はしっかりしており、視空間認知機能は保たれ、前頭葉障害を示す神経学的所見も軽度です。Rさん自身は認知症があっても、自分でリズムをつくり気楽に生活しているようでした。

しかし娘のなかにはしっかりとした母親像が残っているのでしょう。母親が食事をきちんととらず甘いものばかり食べることや、同じ行動を意味もなく繰り返すことがどうしても気になり、その都度、怒ってしまうのです。そして、大喧嘩になり、そんな自分に対しても苛立ち、精神的にまいってしまっていました。

「お母さんは、自分のできることを探して頑張っているんだね。なのにできないことを指摘されるとつらくて悲しい気持ちになるんだよ。だから、優しく見守ってあげようよ!! 症状は進行しても、本人は残された能力で楽しくやっているんだよ。だから、お母さんのありのままを受け入れてあげようよ。それが難しくてイライラするようなら少し距離をとったほうがいいかもしれないね」

と、患者の気持ちを代弁してみますが、娘はなかなか納得しません。そして患者にはこう話します。

「大丈夫ですよ。娘さんはお母さんのことが心配なんです。心配しているから病院に一緒に来ているのです。心配してなかったらここにはいませんよ。お母さんは、ご自分の頭の中がなんとなくおかしいって思っていますよね。だから一生懸命、努力されています。でも叱られてしまうから、悲しくなるんだよね」

するとどうでしょうか。

「どうして先生はわたしの気持ちが解るのですか？　いままで娘に伝えられなかったこと、いま先生がはじめて言ってくれました」

下を向いて黙って聞いていたRさんは、そう言いながらわたしの目を見つめました。そして、最後にこう言ったのです。

「わたしは将来、自分がどうなってしまうのか不安です。それよりもっと娘のことが心配なんです……」

認知症の患者は、大脳の変化を感じ取ると「このままではいけない」と思い、努力をするようになります。「周りに迷惑をかけたくない。自分でできることはやるんだ」と。しかし多くの場合、その気持ちは介護者には伝わりません。認知症は言語を奪い、患者は自分の気持ちを適切に表現することが難しくなるからです。

認知症であることを受け入れられない患者は、「それでも自分はまだまだできるはずだ。家族の役に立てるに違いない」と思い、空回りを続けることになります。さらに症状が進行すると、日常生活で失敗してもそれを認識することが難しくなり、自分の新しい価値観で世界をつくり、気楽に生活していくようになります。しかし、介護者は認知症の患者の住む新たな世界が理解できず、間違いを指摘し、自分の理想像を押しつけてしまいがちです。そんなとき、介護者である娘はこう言いました。

「クズレユク、ハハヲミルノガ　ツライノデス！」

認知症は、家族の心配と患者の不安がぶつかり合います。そして家族の期待が、患者にとって大きな重荷になってゆきます。多くの場合、家族は心配することで疲れ、認知症患者を受け入れられない自分の気持ちにさらに疲れてゆきます。

一方の患者は自分の不安を口にできず、自分が理解されないばかりか、怒られ、ダメ出しされることにショックを受け、どんどん落ち込んでゆく。その結果、行動心理症状（脳が障害を受けて生じる「中核症状」とは異なり、環境や周囲の人との関係性のなかで現れる暴言、徘徊などの症状）が出現し、うつになり、認知症の症状も悪化してしまいます。このケースでは娘は認知症である母親を受け入れられていません。同時に娘は認知症を受け入れられない自分とも戦い、葛藤を続けているのです。

ここで、Rさんの一言を思い出してみてください。

「娘のことが心配なんです……」

どんなに認知症が進行しても、親は子供のことを想っています。母親としての本質はなんら変わらないのです。

認知症は極めて「家族的な病」である

わたしはこうした患者と家族の溝を感じ取り、適切なアドバイスでその距離を近づけようと試みています。では、なぜ患者と家族の間に溝が生じるのでしょうか?

われわれ現代人は常に理屈で考え、論理的に話すことで社会的信用を得ようとします。しかし認知症の方は、その機能が衰えているので、まともに理性や論理で説得しようとしても理解できず〝感情的に〟反発するだけです。認知症では、「家族の心配」と「患者の不安」がぶつかると書きましたが、それは「理性」と「感性」のぶつかりでもあり、「理論」と「感情」のぶつかり合いでもあるのです。認知症患者を抱える家族の関係では、そこを理解することが大切です。

そして認知症患者の「不安」と、家族の「期待と心配」がまともにぶつかり合うと大きなギャップが生じます。さらに、このギャップが拡大すると虐待などの悲劇を生んでしまいます。患者は大脳の機能低下がはじまっているので、ほつれた家族関係を修復することはできません。それゆえ生じたギャップを解消するのは家族にしかできません。家族が認知症を受け入れ、認知症によって生じた患者の失敗を許し、自分のこころの葛藤をも受け入れることによってしかギャップは解消されないのです。

金銭的なこと、仕事のこと、家族関係のこと……。潜在的に家族が抱えていた問題が表面化し、何かあるとすぐ喧嘩になってしまうため話し合いにもならない。そんな家族がたくさんいます。

こんな状態が続くと介護者である家族との関係が悪化し、患者の病状は進行してゆきます。一方、介護者がストレスを抱えて身体を壊し、うつになってしまうこともあります。

このように認知症は単なる大脳の器質的な疾患ではなく、発症と同時にいままでその家族が抱えてきた諸問題を表面化させる、極めて「家族的な病」といえます。さらに、**認知症を発症すると、家族は患者と適切な関係を築くことができなくなる、極めて「家族的な病」でもあるのです。**そして家族関係の悪化がさらに症状を進行させてしまいます。多くの場合、渦中にいる当事者だけではそのこじれた家族関係を修復することはできません。

だからこそ、認知症医療は患者の病状を〝診る〟だけでなく、家族と一緒にその関係性をも〝看る〟必要があるのです。そして患者も家族も、そのこころが認められてはじめて傷が癒えるのです。

寺内貫太郎一家が代表する〝昭和の大家族〟の形

認知症は極めて「家族的な病」である。これは、家族の形の変化が認知症にも大きな影響を与えているということです。

昭和から平成にかけていわゆる大家族が核家族化し、単身世帯が増加していることはみなさんご存知の通りです。そこでまずは典型的な昭和の大家族の一例として〝寺内貫太郎一家〟を見てみましょう。

1974年にTBSテレビで放映された『寺内貫太郎一家』は、向田邦子が原作と脚本を手がけた昭和を代表するホームドラマです。昭和の下町・谷中で三代続く石材店を営む寺内貫太郎一家と、彼らを取り巻く人々との日常生活を人情味豊かに描き、平均視聴率が30%を超えるほどの人気を誇りました。

沢田研二のポスターを見ながら「ジュリーーッ！」と身悶えする貫太郎の母、きん婆さん（悠木千帆＝樹木希林）や、身長１８０センチ、体重１０１キロという巨漢の貫太郎（小林亜星）に体当たりする浪人生の長男・周平（西城秀樹）の姿が、いまでも多くの方の記憶に残っているでしょう。

寺内家の家族構成は貫太郎と妻の里子、石材店の仕事を手伝う長女の静江、予備校生の長男・周平、そして貫太郎の母・きんの５人。そこにお手伝いのミヨコが住み込みで働いています。貫太郎という男は、頑固で怒りっぽく、すぐに手が出るけれど、優しくて涙もろい。自分の気持ちを伝えるのが苦手で、「言わなくてもいつか解る」と思っている、典型的な〝昭和の頑固親父〟。まさに彼らがいま、認知症を発症する世代になっています。

当時、番組を見ていた子供時代のわたしの目には、この頑固親父の貫太郎がちょっとだけ「立派なオヤジ」に見えていました。なぜかといえば、お手伝いのミヨちゃんやベテラン石職人の岩さんやタメさん、向かいの花屋のくまさんなどの名脇役たちが、貫太郎を立派に仕立てていたからです。現代風にいえばコミュニケーション障害をもつ頑固親父・貫太郎の気持ちを彼らが察し、その気持ちを代弁するように動いていたということです。

昭和という時代には、家族以外の同居人や近隣の人々が、家族についていろいろなことを教えてくれました。彼らが家族にとって潤滑油のような役割を果たしてくれたからこそ、さまざまな問題を抱えながらも貫太郎一家は崩壊せず、激動の昭和という時代を生き抜いてゆけたのです。

では、この貫太郎がアルツハイマー型認知症になったら、家族にはどんなことが起こるでしょうか？

寺内貫太郎が認知症になったら

【パターン1　大家族の頑固親父がアルツハイマー型認知症に】

患者は東京の谷中にある石材店の主人で、50代の働き盛り。もともと言葉数が少なく、認知症になったいまでは会話もきちんと成り立たない状態です。石材の道具はその辺に放り投げてあるし、お勝手のガスレンジのスイッチはつけっぱなしでいくら言っても直さない。さっき食事をしたばかりなのに、「おい、飯はまだか」と何度も言ってくる始末。だから妻の里子は腹が立って「さっきご飯3膳も食べたじゃない！　何度も言わせないでよ！」と、つい厳しく言ってしまいます。

そんな彼女は、夫の「アルツハイマー型認知症」という診断名を聞いたあと、こう思いました。

いままで理不尽なことで怒鳴られたり、殴られたりもしたけれど、2人の子供にも恵まれたし、夫にはどこか憎めないところがあってずっと頼りにしてきた。周平はまだ半人前だし、このままでは石屋の経営もどうなってしまうのか解らない。まだまだ貫太郎にはしっかりしていてほしい。だから認知症だと解ってはいても、期待とふがいなさが入り交じって、ついついキツい言葉ばかり出てしまう。本当は夫の病気を受け入れられない自分も情けないんだけど、どう対応していいのか解らない……。しかもこの前なんか、わたしを見て「こんなおばさん、知らん！」って言うんですもの。さすがにショックを受けて頭にきて……。もう耐えられないわ！

そんな相反する感情で右に左に翻弄されている里子を尻目に、貫太郎は「おれはボケてなんかない、ちゃんとしているのになんで里子のやつに説教されないといけないんだ。馬鹿にしやがって!!」と怒りをぶちまけます。ついには暴力沙汰になり、ちゃぶ台返しどころか自宅の壁や扉にまで体当たりする始末です。それを見ていた周平は、「親父!!　何すんだよ。母さんのほうが正しいじゃないか！」と言って貫太郎に体当たり。すると貫太郎は「なんだと、お前、出て行け‼」と怒鳴り返す。
こんな風に、家族の負の感情の連鎖は止まらず、貫太郎も家族も傷つきながら認知症が進行してゆきます。やがて貫太郎は自分の身の回りのことは何もできなくなり、里子の力を借りるようになります。すると、いままで威圧的であった貫太郎の姿は小さくなり、反対に里子が少しずつ支配的になってゆくのです。

寺内貫太郎の妻・里子が認知症になったら

では、今度は反対に、妻の里子が認知症になったケースを考えてみましょう。

【パターン2　家族の要だった優しい母親が認知症に】

理不尽でも愛情深い貫太郎の行動にいつも「はいはい」と自分から折れて家族の調和を保ってきた里子。ある日、冷蔵庫の中のキャベツが腐り、開封された醤油が5本もあることに周平が気づきました。
「母さん、認知症かもしれない……」

アルツハイマー型認知症と診断された里子は、今日も変わらず家事にいそしみます。「家族のためにまだまだ頑張れることがある」と思っているのですが、結果は失敗、失敗の連続です。これを見た貫太郎は怒鳴りまくります。彼はベタ惚れしていた里子の認知症が受け入れられないのです。

しかし当の里子は「うまくできた」と思っています。それを確認するために何度も家族に同じことを聞いてしまうのです。「おいしかった？　おいしかった？」と。里子はいつまでも家族を支える母親でいたいのです。なのに……。

やがて料理もできなくなり、部屋の整理もおぼつかなくなりました。

それでも貫太郎は相変わらずです。一見、何不自由なく家事にいそしむ里子を見て障害があるとは思えないのです。「里子、味噌汁の味がおかしいぞ。お前、何やってんだ!!」「こんなにたくさん醤油ばっかり買ってきてどうすんだ！」と怒りをぶちまけています。

そのたびごとに、里子は「はい」「はい」と小声で答えていましたが、やがて何も答えなくなりました。

彼女はこころのなかで「違うのよ、違うのよ。わたし頑張っているの……」と思っていました。しかしその思いは言葉にはなりません。やがて「どんなに頑張っても解ってもらえないのね」と引きこもり、うつになってしまいました。これを見た貫太郎は、自分の気持ちに整理がつかず狼狽するしかありません。

名脇役によって支えられる認知症医療

【パターン1】では、しっかりしていた父親が認知症になったことを里子や家族が受け入れられません。里子の気持ちになってみれば、貫太郎の間違った行動を修正し、なんとか元の状態に戻ってほしいと思って厳しいことを言ってしまいます。しかし病気のために変われない貫太郎は、もともと短気で怒りやすかった性格がさらにエスカレートし、里子からの指摘に激高してしまうのです（老化や認知症によって元の性格がきつくなることを「性格の先鋭化」と呼びます）。

さらに高次脳機能が低下し患者の立場が弱くなると、いままでの夫婦のパワーバランスが逆転します。この関係を放置しておくと、里子がいままでの貫太郎の理不尽な行動を思い出し、弱かった里子の立場がより強く、支配的に変化してくるのです。

一方、【パターン2】では、家族の調和を取りもっていた里子が認知症になることで、家族がばらばらになってゆきます。支配的な夫は里子の症状を受け入れることができず、何度も再教育しようとするのですが、逆に里子はうつになって認知症を悪化させてしまいます。

もともと貫太郎と里子の夫婦間では明らかなパワーギャップがありました。それを里子が貫太郎のパワーをかわし、うまく調整することでバランスがとれていたのです。【パターン1】では、いままで貫太郎が優位であった関係が逆転し、【パターン2】では元からあったパワーギャップがさらに拡がってゆきました。

けれど貫太郎一家はだれが認知症になっても救われます。なぜなら彼ら一家には、潤滑油となってくれる名脇役たちがいるからです。

たとえば【パターン1】で認知症が悪化してゆく貫太郎を見ていたお手伝いさんのミヨちゃんは、貫太郎は自分を救ってくれた恩人であることをみんなに伝えるでしょう。身寄りのないミヨを家族同然に優しく受け入れてくれたのです。静江とバツイチの恋人上条の交際に大反対していたのに、彼の連れ子のマモルのことを自分の孫のように可愛がってくれた貫太郎。そんな貫太郎の一面を家族みんなが思い出します。そして〝ちょっと立派な親父〟を慕うように、家族やそれを取り囲む人たちが手を携えるようになってゆく。巨漢の貫太郎を入浴させるのは大変だろうとタメさんやくまさん、そして上条も手伝ってくれます。そんな家族の助け合う姿をみなさんも想像できるのではないでしょうか。

【パターン2】で里子の認知症が悪化したときは、なんと周平が大活躍。いつもはグダグダしているのに里子の家事を手伝うではありませんか。嫁いだばかりの静江も、頻繁に実家に顔を出し、大好きな母と料理にいそしみます。そして、ミヨとタメは、障害をもった女将さんの気持ちを代弁してくれるのです。相手の行動が理不尽に思え、さらに怒りがこもってしまった感情は、名脇役たちによって癒され、家族関係がうまくゆくようになります。潤滑油としての彼らの働きによって、認知症から生じるギスギスとした関係は目立たなくなるのです。

認知症によって生じた人間関係のほころびは、一山越えてしまえば何事もなかったかのように修繕されてゆきます。患者は家族に優しくされ、生活することが楽しくなります。家族も介護に対する不安を感じなくなり、「だれかが助けてくれるから無理をしなくていいんだ、無理をしないほうがかえっていいんだ」と悟るようになります。そこまでくると不思議と患者の易怒性《いどせい》（些細なことで怒りを露わにする）などの行動心理症状は出にくくなります。記憶力の低下があってもそれを補ってくれる人々に支えられ、日常生活は保たれてゆくことが多いのです。

認知症の介護の山を乗り越えるのに大切なこと。それは、患者のありのままを認め、そのこころを知ること。自分の葛藤をありのまま認め、そのこころを知ることです。

認知症は不自由ではあっても決して不幸ではありません。

さらに大切なのは、その山をじょうずに乗り越える具体的な方法を家族自身で見出すことです。わたしは病気の進行過程やこれから予測される症状などの医学的な知識を提供し、認知症患者の病気特有の考え方や行動の仕方を教えるだけです。そして、その場その場に応じて、その家族にどこまで患者や自分自身の受け入れができているのかを示してゆきます。さらに、患者自身とその家族に重大な危害が及ぶ恐れのある問題行動が出てきたときに、最終手段として少量の抗精神病薬を投与します。

家族関係がうまくいけば、抗精神病薬は必要ありません。わたしにできるのはたったこれだけです。家族が患者のいままでの人生や性格を振り返り、苦手になった能力をどうサポートすればいいのか、いままで得意としていた能力は何なのかを考え、試行錯誤しながら解決策を見出してゆくのです。そして正面から向き合って、視線の高さがそろうように目を合わせ、ゆっくりと呼吸を同期させて、患者の本当の気持ちを訊き出してみましょう。

患者のこころは、鏡に映った介護者自身のこころでもあるのです。家族が〝その山〟を越えてしまえば、わたしの存在はしばらく必要なくなります。遠くから見守っていますから、症状が悪化したらまた訪ねてくればいいのです。

星飛雄馬一家にみる核家族の形

一方、原作・梶原一騎、作画・川崎のぼるによるスポーツ漫画の金字塔、『巨人の星』の星一家はどうでしょうか。星一家は、プロ野球選手を目指す飛雄馬と姉の明子、元巨人軍選手の父・一徹という家族構成です。こちらは昭和から平成にかけて増加した典型的な〝核家族〟といえるでしょう。

星家には母親がおらず、一徹は気に食わないことがあるとちゃぶ台をひっくり返し、反抗期の飛雄馬を殴りつけます。長女の明子はおどおどしながら、柱の陰で弟の身を案ずることしかできません。潤滑油としての名脇役は登場せず、飛雄馬の親友の伴宙太も飛雄馬のライバル花形満も家族の問題には立ち入りません。そのため、一徹と飛雄馬は事あるごとに直接ぶつかります。

見るに見かねた明子は「お父さんやめてください、飛雄馬をぶたないで！」と仲裁に入りますが、一徹は「お前は黙っていろ！」と明子に平手打ちをします。

すると「姉ちゃんに何すんだよ、父ちゃん！」と飛雄馬は怒り悲しみ、さらに家庭内の亀裂は深まってゆきます。

核家族化し、単身世帯化した現代の家族は、コミュニケーションギャップや世代間格差を埋めることができず、常にこの星一家のような直接衝突を繰り返します。

さて、それでは星一家が認知症患者を抱えたらどうなるかというシミュレーションをしてみましょう。

星一徹が認知症になったら

【パターン3　核家族の強権的父親が認知症に】

ゴールデングラブ賞を獲った飛雄馬は巨人軍のエースになり、ひとりで生活しています。

飛雄馬のライバル花形満と恋に落ちた明子は花形の姓を名乗り、一徹のひとり暮らしがはじまっていました。

ある日、グラウンドで練習を終えた飛雄馬が久しぶりに実家に帰ると、一徹の様子がおかしいことに気づきます。いつもよりぼーっとして受け答えがはっきりしません。

「父ちゃん、酔ってんだろ？　飲みすぎだよ」

そう呼びかけても反応が乏しいのです。周囲には一升瓶がごろごろと転がり、食事らしい食事はしていないようでした。

救急搬送された病院で一徹は、ビタミンB１欠乏によるウェルニッケ脳症と診断されます。酒ばかり飲んで食事をしなかったのが原因と解り、ビタミンB１の大量療法を受け、無事に退院しました。

その後、近所の人や地域の民生委員は一徹のことを心配し、何度か一徹のもとを訪ねますが、一徹は「おれはひとりで大丈夫だ！」と言い、孤高を貫こうとするのです。

そんな一徹を心配した明子は、「たまには父さんに電話でもかけてあげて」と飛雄馬に言います。しかし飛雄馬は、面倒な一徹との関わりを何かと理由をつけては避けていました。

やがて、一徹はアルツハイマー型認知症を発症してしまいます。いつしか、ごみをため込み、だれも寄せつけず、情報がまったく入らなくなった大脳はさらに萎縮し、認知症は進行してゆきました。民生委員と明子が自宅に入ったとき、一徹の身体はとても小さくなり、聞き取れる言葉の数もほんのわずかでした。

義理の父の様子を知った花形満は、明子に同情しますが、介護の手助けをしようとはしません。そして、一徹は満の父親の自動車会社・花形モータースの援助を受けて施設に入所し、余生を送ることになったのです。このとき一徹のこころが満たされていたかどうかは解りません。余生を過ごす環境が与えられただけ幸せであったかもしれません。

しかしその後、明子のこころにも変化が生じました。言い知れぬ喪失感が襲ってきたのです。自分がもっとちゃんとしていれば、お父さんはあんなにひどくならなかったのではないかしら。もっと優しくしてあげればよかった。わたしがお母さんの代わりをしなければいけなかったのに……。

考えたくなくても自然にそんな想いが湧いてきて頭の中をぐるぐる巡り、大粒の涙が零れてきます。介護に抵抗する一徹に何度も叩かれ、罵声を浴びせられていたにもかかわらず……。

高齢者は孤独です。認知症高齢者はさらに孤独です。そしてだれにも迷惑をかけたくないと思い、「支えてほしい」という言葉すら発することができません。その気持ちがさらに孤独を深くさせるのです。高齢者の貧困化が進むいま、大都会でひとり暮らしをする多くの認知症患者は、都会の隅で孤独死してゆくしかないのです。

介護者ひとりひとりが名脇役に

貫太郎も一徹も体型の違いはあっても、頑固で融通の利かない典型的な昭和の頑固親父です。すぐにキレて、ちゃぶ台をひっくり返します。しかし認知症を発症すると家族構成の違いでこれだけの差が出てきてしまうのです。

寺内一家では、貫太郎の言葉は少ないけれど実は心優しい性格が、周囲の人の〝理解〟でつくられていました。昭和の大家族には、頑固親父の言葉足らずを「あの態度はこういうことだと思うよ」と補ってくれる名脇役がたくさんいたのです。

一方、父子家庭である星家には潤滑油となってくれる存在はいません。だから家族同士が直接衝突し、その関係を悪化させ、それにともない認知症の症状もさらに悪化してしまったのです。

認知症は、急に発症するものではありません。少しずついつもとは違う変化が生じ、それが積み重なって、やがて深刻な症状になってゆきます。けれど大家族の中では、軽度の認知症は名脇役たちの好プレーに支えられ、深刻な症状になるまで目立たず、大きな生活の支障を感じさせません。

現代はどうでしょうか。核家族化とひとり暮らしが進み、足りない言葉を補ってくれる人はいません。家族内でのディスコミュニケーションが生じやすいいくつもの理由が重なっているのです。認知症は白からグレイになり、やがて黒になってゆきます。グレイゾーンは潤滑油の働きによって目立たず、黒になってはじめて認知症が注目されたのが昭和という時代でした。言い方を換えれば、病状がかなり深刻になってから気づくため、認知症になったらおしまい、というように、「認知症は深刻な病である」という印象が強くなったのかもしれません。

それに対して潤滑油のない平成の時代では、診断技術の進歩もあいまって、認知症はかなり初期の段階で見つかるようになりました。そのため症状がまだグレイゾーンで、それほど深刻ではない段階から「大きな問題」として捉えられがちです。そしてこの令和では、認知症の約6割を占めるアルツハイマー型認知症は、〝白〟の段階でも診断がつきます。そうです、超早期診断が可能なのです。なのに「黒と同じぐらい大きな問題」として捉えられるため、検査を嫌がる人もいるのです。
そして、わたしが認知症科での診療を続けているなかで、診察、検査、診断、治療といった一連の流れと同時にやっているのは、「家族と患者の食い違い」を見つけ、それを言葉に置き換えることです。家族の言葉を患者に伝わるように簡単に変換し、患者の言葉は詳細な説明を加えて家族に伝えています。それは寺内家におけるミヨちゃんや岩さん、タメさんの役割を果たしているということでもあります。認知症患者が急増する社会において、われわれひとりひとりが、ミヨちゃんになり、岩さんになり、タメさんになる必要があるのです。

『サザエさん』の波平さんが認知症になったら

ここでもうひとつ、『サザエさん』の波平さんが認知症になった場合を考えてみましょう。

【パターン4　認知症患者を抱える大家族で活躍するミラーリング効果】

波平が認知症になると娘のサザエや妻のフネは、認知症の波平を受け入れられずつらくあたるでしょう。しかし、磯野家にはまだ小学生のカツオやワカメ、そして家族ぐるみで親しくつきあっている甥のノリスケ一家など名脇役たちがたくさんいるので、彼らが活躍してくれることは容易に想像がつきます。では、果たしてだれが一番波平のこころを読み、みんなにその気持ちを伝えてくれるのでしょうか？

わたしはワカメだと思います。小学校3年生ぐらいの女の子はお母さんの家事を手伝い、みんなの仕事の真似をして役に立とうと頑張ります。これを「ミラーリング」といいます。ボクシングのテレビを見ながら思わず自分もパンチを繰り出したり、恋愛ドラマに感情移入して泣いてしまったりするのが典型的なミラーリングです。

ミラーリングに関わる神経細胞は「ミラーニューロン」といい、もともと大脳の前頭前野というところにたくさんあります。この神経細胞は幼少期に親の身振り手振りを覚え、言語を習得したりする働きや、こころの成長にも関係しています。子猿が親猿の果物の取り方を真似しながら学んだり、「オウム返し」といわれるようにオウムが周りの人の言葉を真似るのもミラーリングです。

よく恋愛心理の本の中に、相手と同じ動作をすると想いが伝わると書いてあります。それもミラーリングを応用したものです。認知症の医療現場においても、患者の話を真似てみたり、同じ行動をしたりすることで共感を示す行為として応用されています。

認知症の患者がいる家庭では、小学生ぐらいの孫が家族の橋渡しを実にうまくやってのけることがあります。認知症の介護について何も知らないのに、その行動は天才的です。ですよく耳にする認知症施設と幼稚園をいっしょに設立するという政策はこの応用です。ですから、ワカメ、カツオ、タラちゃんがいる磯野家はミラーリング効果が抜群であり、波平の動作や表情からその気持ちを自然に読み取り、サザエやフネに伝えてくれるでしょう。さらにペットのタマも高齢者の孤独を癒してくれる大切な存在です。やはり大家族は安泰なのです。

読者のみなさん、あなた自身が認知症の家族を抱えたらどうしますか？

潤滑油になってくれる人はいますか？　あなた自身が認知症になったらどうしますか？　それまでに解決しなければならない、いままでないがしろにしてきた家族の問題はありませんか？　あなたは、その問題をそのまま放置するつもりですか？

第３章　認知症とはなんだろうか

「認知症」は病名ではありません

多くの人が「認知症は怖い！」とか「認知症にはなりたくない」と言いながら、「認知症」という言葉を正しく理解していません。なかには、生まれたときから苦手なことが多いのに、認知症の診断をつけてもらって介護制度を利用しようとする人もいます。

この章では「認知症」という言葉の意味をはっきりさせ、その症状について具体的に見ていきましょう。

「認知症」

それはいったん正常に発達した脳の機能がさまざまな原因によって障害され、日常生活や社会生活に支障をきたしている状態のこと。「認知症」というのは病名ではなく、状態をあらわす言葉なのです。

大切なのは、脳の発育に問題がなく一般的な日常生活や社会生活が可能であった人に起こる障害だということです。さらに、日常生活に支障が出て回復しないのです。具体的には、「認識する」「判断する」「記憶する」といった、それまで普通にできていたことができなくなってゆきます。その症状はずっと続くか、徐々に進行していくため、意識が急に悪くなっても治療で良くなる「意識障害」とは異なります。

少し専門的な言い方をすると、

「元に戻らない脳の障害によって、《注意》《実行機能》《記憶》《思考》《見当識》《理解》《計算》《学習能力》《言語》《判断》の機能のうち、2つ以上が障害されること」が認知症です。多くの方は「もの忘れ＝認知症」と思っていますが、単なるもの忘れだけでは認知症とは呼びません。もの忘れとあともうひとつの障害が加われば認知症になります。つまり、もの忘れがあって言葉がしゃべりにくければこれは認知症です。もの忘れがあり、迷子になるようであれば認知症です。大脳の障害部位（**63頁の図1参照**）で考えると、もの忘れは海馬の障害で生じますが、海馬の障害だけでは認知症とはいいません。言語の障害が起きれば側頭葉が障害されていますし、頭頂葉に障害があれば迷子になりやすくなります。つまり「症状が2つ以上ある」ということは、「大脳の障害部位も2つ以上ある」ということ。たとえばアルツハイマー型認知症ならば、海馬の初期病変が脳のほかの部位に拡がった時点ではじめて認知症と呼びます。

ここでもう一度、整理します。

「認知症」とは、いったん正常に発達した大脳に2つ以上の機能障害が生じ、日常生活に支障をきたしたもの、といえます。

加齢によるもの忘れと病的なもの忘れの違い

では多くの人が疑問にもつ、加齢によるもの忘れ（生理的健忘）と、病的なもの忘れ（病的健忘）の違いはどのようなものなのでしょうか？

加齢によるもの忘れは、ある体験の一部を忘れてしまったとしても、ヒントによって思い出すことができます。一方、病的なもの忘れは、その体験ごと、ごっそりすべて忘れてしまうことをいいます。

たとえば、ある日、夫が妻に「昨日の夕食は何食べた？」と尋ねます。なかなか思い出せない妻に「ほら、駅前のスーパーで買ったよね」とヒントを出すと、「さんまだったたわ！」と思い出せるのが加齢によるもの忘れです。「昨日の夕飯は食べていない」「スーパーになんて行っていない」と、記憶そのものがごっそりとなくなっていれば病的なもの忘れです。

一般的に加齢によるもの忘れは進行しませんし、たとえ進行してもその速度は非常にゆっくりです。また、もの忘れがひどくなったという自覚（病識）や、今日が何月何日でいま自分がどこにいるのかといった見当識は保たれているので、日常生活に支障はありません。

一方、病的なもの忘れは、進行しても本人にその自覚（病識）がありません。時間も自分がどこにいるのかも解らず、新たな記憶を加え保持することが困難で、一度覚えても再び思い出すことができなくなってゆきます。

しかし一見、加齢によるもの忘れと思われる症状の中にも認知症の症状が隠れていることがあります。これには脳の機能を詳細に評価する高次脳機能検査（神経心理検査）をいくつか組み合わせて判断する必要があります。単に症状だけでそれが病的なのか、そうでないのかを判断するのはとても難しいことなのです。

認知症の前段階――軽度認知障害（ＭＣＩ）と主観的記憶障害（ＳＣＩ）

認知症の前段階として軽度認知障害（mild cognitive impairment：MCI）があります。わたしたち医師が多く用いているピーターセン（Petersen）の基準では、

① 記憶、遂行、注意、言語、視空間認知のうち1つ以上の障害があり
② 日常生活動作は自立し
③ 認知症ではない

状態を指します。簡単にいうと日常生活に支障はありませんが、同年代の人に比べて認知機能が低下した状態を指します。

ＭＣＩの有病率は65歳以上で15〜25％、罹患率は1年で千人中20〜50人程度と推定されています。ＭＣＩから認知症を発症することをコンバートといい、その確率は1年で約5〜15％です。一方、ＭＣＩから正常に戻ることをリバートといい、その割合は1年で約16〜41％といわれています。リバートするには、高血圧や糖尿病、脂質異常症の管理を行い、適度な運動を続けることが推奨されています。

さらに、明らかな認知機能の低下はなく、主観的な認知機能低下の訴えのある状態を主観的記憶障害（subjective cognitive impairment：SCI/subjective cognitive decline：SCD）といいます。

認知症によって起こるさまざまな症状――中核症状と行動心理症状

認知症にはいろいろな種類があり、その病気の種類によって現れる症状も多彩です。

このなかでも【もの忘れ】【判断力の障害】【失語・失認・失行】といった認知症の基本的な症状のことを「中核症状」といいます。中核症状は大脳の障害によって直接現れる機能障害のことで、症状を聞けば大脳の障害部位の見当がつきます。

ただし現在、一般的に認知症の中核症状といわれているものはアルツハイマー型認知症のそれを指しています。なぜならアルツハイマー型認知症が最も患者数が多いからです。

ちなみにレビー小体型認知症の中核症状は、【変動する意識レベル】【幻視】【レム睡眠行動障害】【パーキンソン徴候】の4つで、もの忘れや失語などは初期にはあまり現れません。

一方、前頭側頭型認知症の中核症状は、【抑制が利かない行動】【無関心】【感情移入の欠如】【常同行動（反復的・儀式的な行動）】【食生活の変化】などです。こう考えてみると一般的な「もの忘れ外来」は、アルツハイマー型認知症しか診ないような印象を受けます。なぜなら、もの忘れはレビー小体型や前頭側頭型認知症では一般的ではないからです。わたしが診療科の名前を「認知症科」と名づけた理由がここにもあります。

このように認知症の原因によって、大脳の障害されやすい部位が異なるためにそれぞれの認知症の中核症状も違ってきます。

アルツハイマー型認知症では、ほかにも《徘徊》や《暴力・暴言》《不潔行為》《妄想》などの症状が起こることがあります。これらは、以前は「問題行動」や「行動障害」と呼ばれてきました。しかし最近では、中核症状に身体的・心理的・社会的影響などが加わって起こるものだとされています。つまり、認知症がベースにあり、それに加えて身体の状態が悪くなったり、生活環境が変わったり、介護者の好ましくない態度などによってこうした症状が起こるのです。

そのため最近では、これらの症状を「認知症の行動心理症状（Behavioral and Psychological

Symptoms of Dementia：BPSD）」と呼んでいます。

行動症状には、焦ったり興奮しやすくなる《焦燥性興奮》、怒りっぽくなる《易怒性》、自分の気持ちが抑えきれなくなる《脱抑制》、場にそぐわない行動《異常行動》などがあり、心理症状には、《不安》《うつ》《幻覚・妄想》などがあります。

行動心理症状は周囲の人にとって厄介な問題ですが、脳の直接障害ではないので、その原因は何だろうかと考えることが大切です。言葉が不自由な患者の身体のどこかに異常が起こっているのかもしれない、入院したばかりで場所が解らず落ち着かないのかもしれない、そして、もしかしたらわれわれの接し方に問題があるのかもしれないと考えてみるのです。介護者や周囲の人が自分目線ではなく、患者自身の立場になって考える必要があります。間違っても、ＢＰＳＤの理由をきちんと考えず、その場しのぎに抗精神病薬を使わないようにしてください。この薬が原因になって、さらなるせん妄を引き起こすケースがあります。非常に残念ですが、こういったケースをたくさん見てきています。しかし、大脳の障害部位が拡がることでＢＰＳＤの症状をきたしていることもあります。病気が進行すればするほど中核症状とＢＰＳＤをはっきりと区別することが極めて困難になるのです。

「せん妄」「抑うつ状態」と認知症

認知症の症状と混同しがちなものに、「せん妄」や「抑うつ状態」があります。「せん妄」は、意識がぼうっとして一時的に混乱した症状が起きることをいいます。身体の状態が悪くなったり、新しい薬剤が投与されたり、環境の変化によって生じることが多く、注意力が低下し、その症状が変動しやすいのが特徴です。

せん妄は認知症疾患があると生じやすいのですが、それ以外の病気でも現れます。例えば、脳梗塞や心筋梗塞、感染症や悪性腫瘍など、そのほかたくさんあります。ですから原因となる病気をきちんと鑑別し治療することが大切です。むやみに抗精神病薬を投与することなく、痛みや脱水、不安や環境などの誘因を取り除くことを第一に考えます。

また、「うつ病」の患者はもの忘れを訴えることがあるため（仮性認知症）、アルツハイマー型認知症との鑑別が必要です。進行したアルツハイマー型認知症は病識がないのが一般的ですが、うつ病はもの忘れを強く訴え、気分によって症状が変動します。さらに、夜間不眠や摂食障害など、他の症状を合併しやすいのも特徴です。

「抑うつ状態」は、気分が落ち込んで憂鬱になっている状態で「うつ状態」とほぼ同じ意味で用いられます。「うつ病（Depression）」は疾患名ですが、「抑うつ状態（Depressive State）」は文字通り状態をあらわす言葉です。抑うつ状態は、アルツハイマー型認知症やレビー小体型認知症の初期の部分症状であることがあり、認知症との同時評価が欠かせません。

治せる認知症と治せない認知症

ではここで「認知症」を引き起こす主な疾患をみてゆきましょう。

① 神経変性疾患による認知症

脳に異常構造をもつ蛋白質がたまり、これらの蛋白質の毒性のために神経細胞が障害され、脳が萎縮する疾患です。「アルツハイマー病」「レビー小体型認知症」「前頭側頭型認知症」などがこれにあたります。異常な蛋白質は疾患によって異なり、大脳のどこに溜まるかで分類され（ブラーク分類）、どのように拡がってゆくのかが解っています（Propagation

Theory：蛋白伝搬仮説）。よって、原因蛋白質による診断がつけば、その臨床症状の進行過程がある程度、予想がつくようになります。しかし、いまだ治せない認知症です。ちなみに異常蛋白質による診断がつけば「アルツハイマー病」と呼びますが、症状や画像による臨床診断では「アルツハイマー型認知症」と呼びます。

② **脳血管障害による認知症**（血管性認知症）

いわゆる「脳出血」や「脳梗塞」など脳の血管に障害が起きる疾患（脳血管障害）が原因で起こる認知症です。脳血管障害が起こるたびに症状が階段状に進行してゆき、神経細胞が死んでしまい、高次脳機能障害が起こります。これも一度障害が起こると治せません。しかし、高血圧や糖尿病などのリスクファクターを管理すれば、ある程度の進行を抑えることができます。

③ **治せる認知症**

その他の原因には、内科疾患にともなう認知症や中枢神経の感染症、脳の外傷や脳腫瘍によるものがあります。「甲状腺機能低下症」「ビタミンB1欠乏症（ウェルニッケ脳症）」「ビタミンB12欠乏症」「葉酸欠乏症」「髄膜脳炎」「アルコール依存症」「薬物中毒」「肝性脳症」「梅毒」「慢性硬膜下血腫」「正常圧水頭症」「てんかん」などがこれにあたります。これらは元の病気を治療することで改善できる「治療可能な認知症」です。

このような認知症の原因となる病気の種類は、詳しい検査ではじめて診断できるものも含めると70から100種類くらいあるといわれています。

認知症は治らない病気だと思っている人も多いかもしれませんが、実は治る認知症もあります。みなさんは、まずそのことを知っておいてください。

そして、認知症の診断で極めて重要なことは、治療可能な認知症を先に除外しないかぎり、アルツハイマー型認知症やレビー小体型認知症などの神経変性疾患による認知症の診断がつけられないということです。とくに高齢者は症状が出にくく、血液検査や画像検査ではじめて異常が解ることが多いので注意が必要です。

早期診断が大切ないくつもの理由

「治療可能な認知症」でも、正しい治療をせず放っておくと完治しなくなってしまいます。「認知症は治療法がないから受診してもしょうがない」という思い込みや、「認知症と診断されることが怖い」というためらいから受診を先送りすることで、本来、治せる認知症が治らないものになってしまうかもしれません。

また高齢者の場合、いくつかのタイプの認知症が重なることも多く、たとえばビタミンB12欠乏症とアルツハイマー型認知症は合併しやすいことが知られています。さらに葉酸値の低下は記憶をつかさどる海馬の萎縮を進行させます。この場合、治療可能な認知症の治療が優先されることはいうまでもありません。このように治らない認知症と治せる認知症が重なる場合もあるので、認知症かなと思ったら、できるだけ早いうちに専門医の診察を受けてほしいのです。

介護をする家族側の受け入れ体制を整えるという面でも早期診断は大切です。アルツハイマー型認知症に比べてレビー小体型認知症は早く進行します。一方でレビー小体型認知症があるとアルツハイマー型認知症を併発しやすいことも知られています。

臨床症状がアルツハイマー型認知症だとしても、その背後にレビー小体型認知症が隠れていると、アルツハイマー型認知症の単独の場合よりも急変しやすくなります。さらにアルツハイマー型認知症だけの場合とレビー小体型認知症が合併している場合では、使用する薬の内容も量も変わってきます。

早期にこうした診断ができていれば、治療計画も早めに立てられ、行動心理症状（ＢＰＳＤ）が急に出たときにも適切な処方と管理が可能になります。さらに家族は自分の気持ちを整理することができ、患者への対応方法が学べます。介護環境を整え、資産の整理や事業継承なども前もって準備できるのです。

さらに認知症は極めて「家族的な病」です。認知症が軽度のうちに、これまで家族がないがしろにしてきた問題を解決しておくとよいでしょう。患者の症状が軽い時期のほうが、解決策は見つかりやすいのです。

このように認知症は、治らないから早期診断の意味がないのではなく、治せないからこそやるべきことがたくさんあるのです。

適切な診断が無駄な介護離職を減らす

嗜銀顆粒性認知症《しぎんかりゅうせい》（通称：グレイン、argyrophilic grain dementia：AGD）という認知症があります。これは80歳以上の高齢者に発症し、怒りっぽくなるのが特徴ですが、比較的、それまでと変わらない日常生活を保つことができます。ところがこの認知症は、大脳MRIで海馬の近くの迂回回《うかいかい》というところに左右差のある萎縮が見られるため、同じように海馬の萎縮が起こるアルツハイマー型認知症と診断されがちです。

グレインの進行は、アルツハイマー型認知症よりもはるかに遅く、ほとんど介護を必要とせずに一生を終えることも多いのです。ところがアルツハイマー型認知症と診断されると介護がかなり大変になると思ってしまい、介護離職をしてしまう家族も出てきます。実際、この病気をアルツハイマー型認知症と診断され介護離職してしまった家族が、ほとんど介護をしなくてもよかったというケースがあります。つまり、診断が正しければ仕事を辞めなくても済んだのに、アルツハイマー型認知症と診断されたことで家族の人生までも狂ってしまうのです。

80歳以上の発症でアルツハイマー型認知症と診断され、症状があまり進まない患者は、もしかしたらグレインかもしれません。主治医のおかげで進行しないのではなく、もともとそういう病気なのです。しかし、臨床診断するのが難しい病気です。

次に、認知症のなかでも多数を占める四大認知症（アルツハイマー型認知症、レビー小体型認知症、前頭側頭型認知症、血管性認知症）について解説してゆきます。

アルツハイマー型認知症（Alzheimer's type of dementia）

●どんな病気？

認知症患者の約50〜60％といわれ、すべての認知症のなかで最も多い疾患です。

発症の約25年前からアミロイドβ42蛋白質が大脳にたまり、発症の約10年前からリン酸化タウ蛋白質がたまりはじめます。これらの蓄積がはじまるときから病気の全過程を見渡すと、認知症の症状が出現する頃には、すでに病気の終盤にきていると考えられます。

徐々に普通の日常生活に障害が出てくるアルツハイマー型認知症は、症状の経過がはっきりしているので、病期を適切に捕らえることができます。

●病変の進行による症状の変化

まずは認知症の症状と大脳の障害部位との関係を見てみます。大脳MRIで海馬の萎縮が見られるときには【記憶障害】が進行し、日時や場所の感覚がなくなります【見当識障害】。病変が海馬から頭頂葉に及ぶと立体の図形模写が苦手になり、見慣れたところでも迷子になりやすくなります【視空間認知機能障害】。さらには言葉が出にくくなる症状【言語障害】も現れ、その頃には大脳の萎縮が側頭葉に及んできます。

前頭葉の連合野が障害されると、料理ができない、旅行の段取りができないといった「順序よく段階を追って計画し、行動すること」が障害されます【実行機能障害】。これもアルツハイマー型認知症の典型的な症状です。さらに進行すると道具がうまく使えない、上着が着られないなどの症状【失行】が出てきます（頭頂葉障害）。言語面では【健忘失語】が出現し、言葉を忘れてしまい、うまく表現できなくなり、言葉の理解もできなくなります（側頭葉障害）。

次に症状の変化を日常生活の観点から見てみます。テレビのリモコンが使えない、地下

図1　大脳の主な名称と概略図

外側から見た図

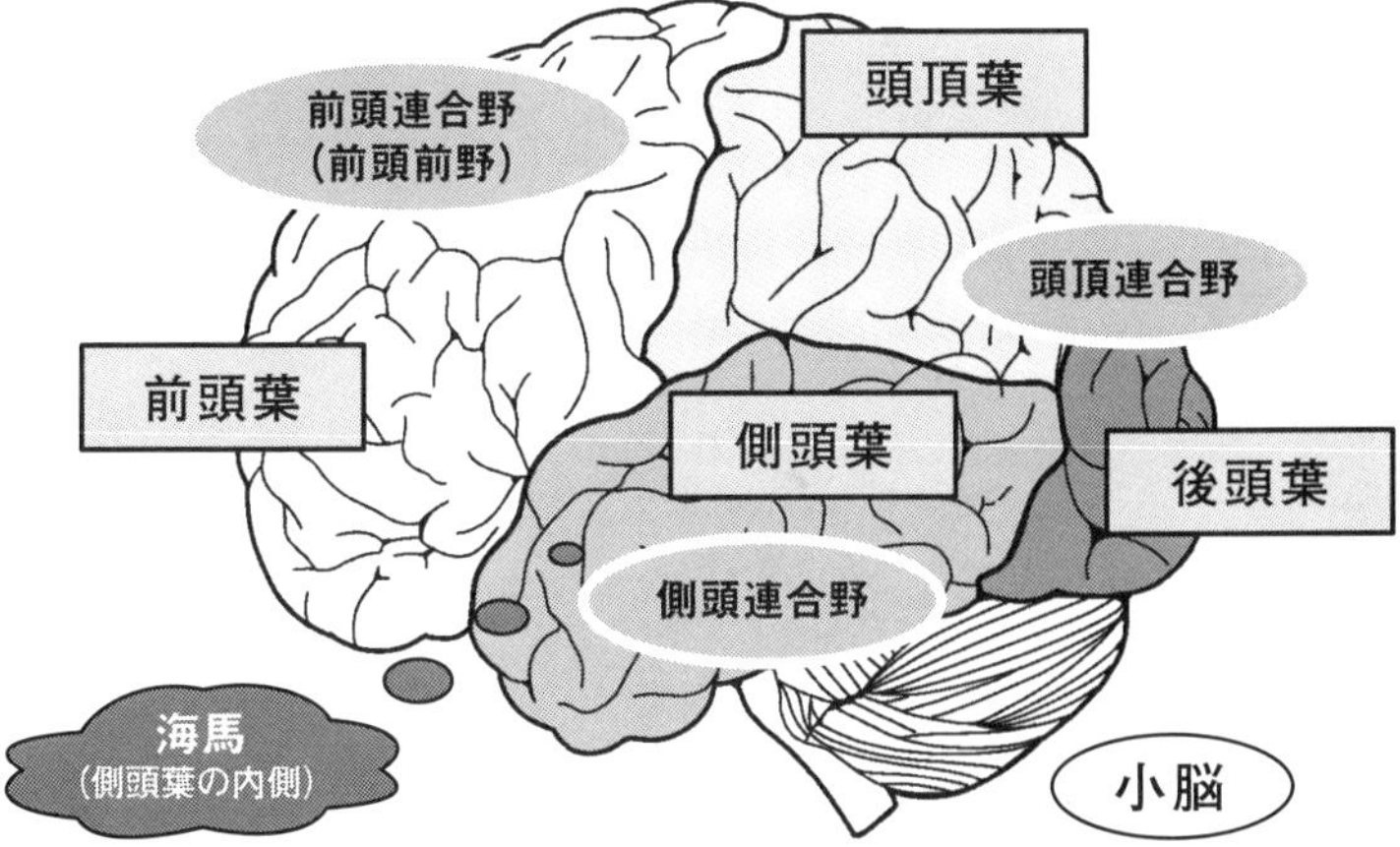

内側から見た図

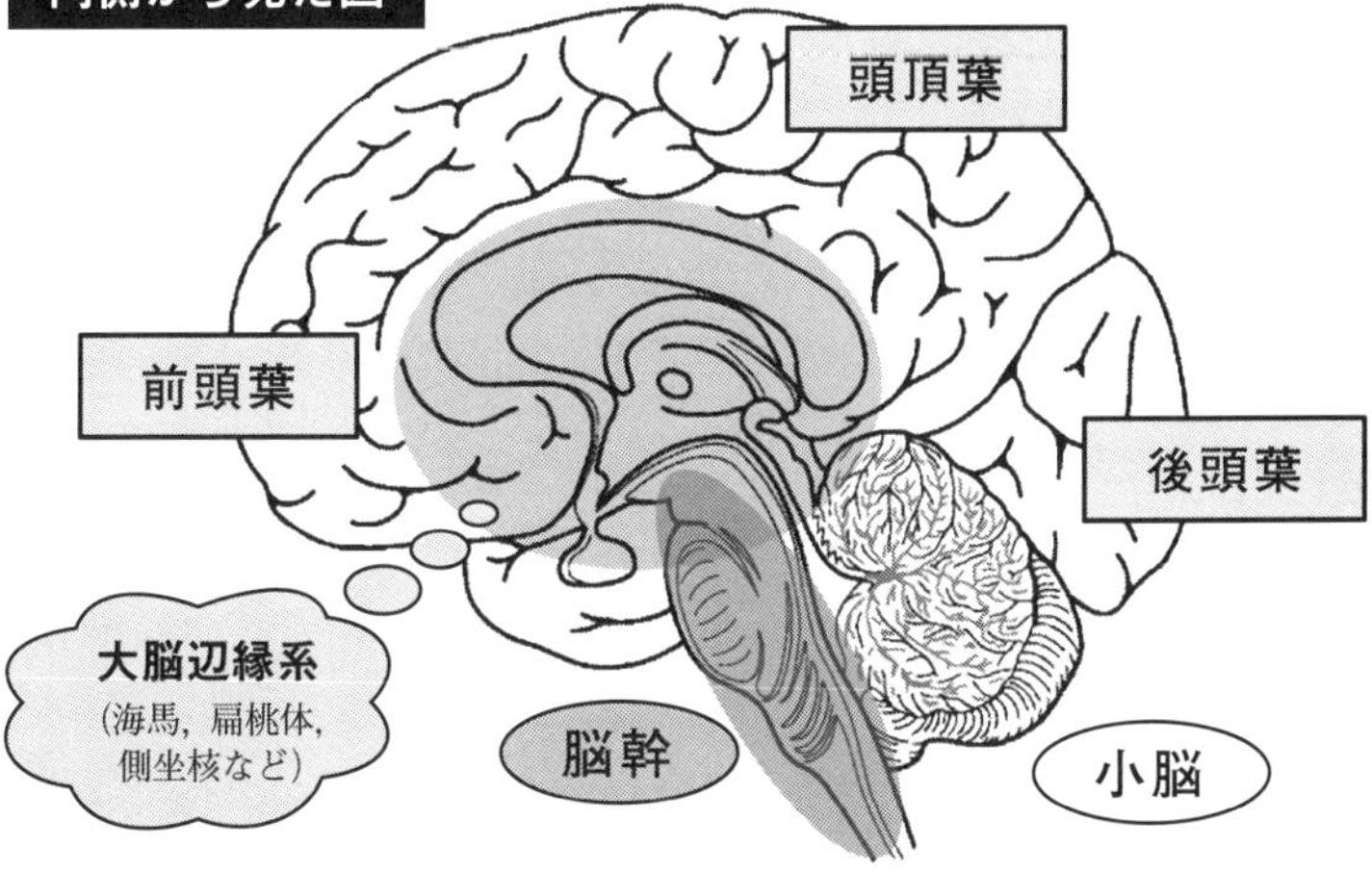

鉄を乗り継げない、銀行のキャッシュコーナーが利用できないなどの手段的日常生活動作が早期から障害され、その後、トイレや入浴に介助が必要になるような日常生活動作の障害が生じてきます。やがて周囲の認知ができなくなり、最後にはまったくしゃべれなくなります。

【記憶障害】などの軽度の中核症状は周囲のサポートがあれば、患者の生活にはさほどの支障は出ません。しかし《徘徊》や《妄想》、《幻覚》などの行動心理症状が出てくると、生活が大きく障害されます。また《うつ》や《アパシー（自発性や意欲の低下）》などが出て活動性が低下すると、日常生活自体が成り立たなくなります。

《興奮》や《易怒性》は、患者につらくあたったり、説教したりという周囲の心ない対応によって出現しやすくなる一方、周囲がうまく対応すれば出現しないこともあります。

アルツハイマー型認知症の特徴的な症状の多くは、中核症状に不安が加わって生じるものです。そのため、周囲の人間関係や生活環境をいかに整えるかが非常に大切です。

●典型的な症状

多くの高齢者や認知症の患者から直接話をお訊きすると、次のようなことをおっしゃいます。

・人様に迷惑をかけたくない。
・できるならだれかの役に立ちたい。
・みんなと仲良くやってゆきたい。

この気持ちを読者のみなさんのこころにしまったうえで、次の3つの症状を見てみましょう。

① ものとられ妄想

「大切なものを自分でしまって、しまった場所を忘れて人のせいにする」ことです。なくしたことはよく解っていますが、自分が間違いを起こしたのではないので、ほかのみんなと仲良くやっていけると意思表示をしています。攻撃の対象は最も頼りにしている人。責任を転嫁された人は心中穏やかではありませんが、それは信頼の証でもあるのです。しかし、こういう対応をして仲良くやっていけるはずはありません。認知症になると、そこまで考えられないのです。

② 振り返り

「今日は何日ですか？」と質問すると、答えが解らないのをごまかすように家族を振り返り「今日は何日だっけ？」と聞きます。自分が解らないことを認めず、家族に依存しながら、みんなとの協調性を主張します。

「ものとられ妄想」と「振り返り」のように、アルツハイマー型認知症は家族への反発と依存を繰り返すのが特徴です。このことをありのまま受け入れることが患者と友好関係を築くポイントになります。

③ 取り繕い

「今日は何日ですか？」と聞くと、「最近新聞を見ていないから解らない」「そういうことは気にしない」と、解らない質問を言い訳してうまくかわしてしまうことです。これは自分が解らないことを認めず、相手にも非を認めたくないために見られる症状です。いつまでも社会と交わっていたいという社会性が保たれていることを意味します。

こうした症状は、一見、認知症であることに気づきにくいのが特徴です。道に迷った老人に「大丈夫ですか？」と警察官が声をかけると、「大丈夫ですよ、うちはすぐそこですから」と取り繕い、本当に迷子になってしまうようなことがしばしば起こります。

●治療法

現在、アルツハイマー型認知症を完全に治す薬はありません。使用できる薬には、コリンエステラーゼ阻害薬のドネペジル、ガランタミン、リバスチグミンの3種類とNMDA受容体拮抗薬のメマンチンがあります。いずれも有効性が証明されています。そして、これからはレカネマブという新薬が投与できる可能性が出てきました。

コリンエステラーゼ阻害薬の3種は嘔吐、吐き気、下痢の副作用が多く、薬が効く機序（仕組み）は少しずつ異なりますが、その効果はほぼ同じです。これらは、軽度から中程度のアルツハイマー型認知症で認知機能の低下と日常生活動作の低下のスピードを抑えることが解っています。しかし、病気を完治させることはできません。また、薬を飲むことで怒りっぽくなる場合があり、もともとの性格が怒りっぽいとさらに怒るようになります。その場合は飲まないほうがいいのです。どんなに認知症の進行が抑えられてもその効果は軽度であり、その薬を飲むことによって家族との生活に支障をきたすようならば飲まないほうがいいとわたしは思います。認知症を医学の立場だけからみると、その副作用の消化器症状や易怒性を抑えながら飲み続けるという発想になりがちです。しかし、認知症を生活の中の一部として捉えれば、その生活が困難になった場合、薬剤をやめることができるはずです。

またメマンチンは、すべての段階のアルツハイマー型認知症で認知機能や行動障害に効果がみられます。重度のアルツハイマー型では興奮も抑え込みます。さらにコリンエステラーゼ阻害薬で生じた怒りっぽさをメマンチンで抑えることもできますが、統計学的な有意差はありません。主治医の先生に相談し、本人の性格や家族関係も含めすべてを俯瞰したうえで、薬の飲み合わせと量を決める必要があります。

さらに、これから認可される可能性が高いレカネマブという新しい注射薬は、アルツハイマー型認知症の原因蛋白質アミロイドβの作用を抑え（抗アミロイドβ抗体）、進行抑制の効果があります。早期アルツハイマー型認知症への適応になる見込みで、そういった点からも今後、認知症の早期診断が重要になってくるでしょう。

アルツハイマー型認知症は糖尿病や脳血管障害を合併しやすく、合併すると症状が進行しやすいので、生活習慣病の危険因子をしっかり管理します。食事を地中海式料理（魚、オリーブオイル、チーズ、ヨーグルトなどを豊富に用いた料理）にし、積極的に運動することで、ある程度、予防することも進行を抑えることもできます。しかし認知症が進行するとその管理はあいまいになってしまいます。それでいいのだと思います。完全主義を貫くことが患者のしあわせにつながるとは限りません。できる範囲でやればいい、できなければそれでもいい、そんな感覚が大切です。

レビー小体型認知症（dementia with Lewy bodies : DLB）

●どんな病気？

大脳皮質にレビー小体と呼ばれる構造物が出現する進行性認知症で、認知症疾患の約20%前後といわれています。このレビー小体はα－シヌクレインという異常構造をもつ蛋白質から成ります。これが大脳皮質にたまるとレビー小体型認知症になり、脳幹にたまるとパーキンソン病になります。そして、自律神経にたまると便秘や起立性低血圧が引き起こされ、皮膚や腸管にもたまるためその症状は多彩です。

●症状

レビー小体型認知症の典型的な症状は【変動する意識レベル】【幻視】【転倒しやすくなる（易転倒《いてんとう》）】で、発症の初期症状では記憶障害よりも幻視が現れやすいのが特徴です。

前駆症状として【便秘】【嗅覚異常】【レム睡眠行動障害（REM sleep behavior disorder：RBD）】があり、これは早期診断をするうえで非常に重要な症状です。発症の約10年前から【便秘】や【嗅覚異常】が生じ、約5年前から抑うつ症状が出たり、【レム睡眠行動障害】が生じます。さらに立ちくらみや【幻視】が加わると、その可能性がいっそう高くなります。

【レム睡眠行動障害】は、夜間怖い夢をみて、ばたばたと手足を動かしたり、大声をあげて飛び起きるという症状です。約50％は10年以内にレビー小体型認知症に移行するといわれていましたが、今はレビー小体型認知症の診断基準の一つに組み込まれています。

【幻視】は、実在しないものが見えることをいいます。後頭葉の障害で生じますが、なぜか後頭葉にレビー小体はたまっておらず、後頭葉に向かう神経線維が途中で障害されるために起こると考えられています。岩手に伝わる民話「座敷わらし」はレビー小体型認知症の幻視であったという人もいます。

また、【転倒しやすい】のは主にパーキンソン徴候を合併しやすいためですが、パーキンソン徴候がなくても転倒しやすくなります。

昼間も寝ていて、さらに夜も眠る【傾眠】も特徴的な症状のひとつで、注意力や集中力が変動することもあります。

●お前、今日はどこの男と浮気をしてきたんだ？

ある82歳のレビー小体型認知症患者の77歳の奥様から、こんな相談を受けたことがありました。

「先生、最近、夫がわたしの顔を睨みながらこう言うんです。『お前、浮気しているだろ！　今日は、どこのホテルに行ってきたんだ？』って。いくら説明しても解ってもらえません!!　こんなに頑張って介護しているのに、本当にやりきれなくて、情けなくて……」

「これはレビー小体型認知症によく見られる【嫉妬妄想】と呼ばれるものです。びっくりしますよね。こういう認知症の知識は、患者と家族のこころを守るために必要です。あと、もうひとつ、お伝えしておきたいことがあります」

「えっ、何でしょうか？」

「認知症の患者は限られた言葉しか使えません。しかも、その寂しさをうまく言い表せないんです。やっと紡ぎ出されたその言葉は、非常に強烈です。ここで、脳の機能が衰え不安を抱えたご主人の気持ちになって考えてみましょう……。彼は『おれをひとりにしないでくれ！』と言っているのです。ですから絶えず奥さんから声をかけて、『わたしはあなたのそばにいますよ』ってメッセージを送ってあげてください」ちゃんと届きますから」

「えっ！　先生、ごめんなさい。わたし反対のことをしていました。っていました」

「認知症患者の言葉を理屈で解釈しないでください。その言葉の背後に彼らが何をこめているのかを汲み取ってください。その気持ちは彼の性格やいままでの人生を振り返って、はじめて解るのです。それでも、どうしても対応が難しかったら、お薬（抗精神病薬）を出しましょう。薬を飲んで静かにさせるのは簡単なことです。でも何の反応もなくなったら、どうですか？　それでもいいですか？」

「先生、絶対に嫌です!!」

「そのお気持ちを大切にして、考え方を変えるだけで楽しく生活できます。どんなに優れた薬でも人のこころまで動かすことはできません。でも、もう限界だと思ったときには、そう言ってくださいね！　共倒れになってしまいますから。そのためにちょっとだけ飲むお薬（抗精神病薬）は、ご主人と奥さんのこころを守ってくれます」

●治療法

レビー小体型認知症の治療では、アルツハイマー型認知症で投与されるコリンエステラーゼ阻害薬やメマンチンが効く場合があります。とくに前者はレビー小体型認知症の幻視によく効きますが、大量に飲むとパーキンソン徴候を悪化させます。レビー小体型認知症は薬が非常に効きやすいのが特徴なので、少量からはじめたほうがいいでしょう。

また、パーキンソン徴候に対してはＬドーパ（レボドパ）製剤が有効です。しかしＬドーパ製剤をたくさん飲むとジスキネジアという不随意運動が出やすく、レビー小体型認知症の精神症状を悪化させることがあります。ですからコリンエステラーゼ阻害薬とＬドーパ製剤の投与量のバランスをいかにとるかがポイントになります。医師には神経学的所見をとりながら薬剤の投与量を決めていく繊細さが必要です。

前頭側頭型認知症（frontotemporal dementia：FTD）

●どんな病気？

主に前頭葉や側頭葉にタウ蛋白質やTAR DNA-binding protein 43（TDP43）という異常蛋白質がたまり、大脳が萎縮する病気です。萎縮する部位によって次の3タイプに分類されます。

① 行動障害型前頭側頭型認知症（behavioral variant frontotemporal dementia：bvFTD）

② 進行性非流暢性失語症（progressive non-fluent aphasia：PNFA）

③ 意味性認知症（semantic dementia：SD）

それぞれ【行動障害】【失語】【失認】という異なる症状がみられます。それではひとつひとつの特徴的な症状を見ていきましょう。

①　行動障害型前頭側頭型認知症の特徴的な症状

前頭葉が障害されるとやる気がなくなり、自分の行動や感情の抑制が利かなくなります。考えるのが面倒くさくなり《考え無精》、やる気がなくなって《無気力》マイペースな行動をとり、ときには反社会的行動を起こしたりします。そのため警察のお世話になったり、介護施設がなかなか見つからなかったりと、まあ大変です。

たとえばボタンを掛けては外したり、という行動を繰り返す《常同行動》や、同じ発語を繰り返す《保続》、甘いものを際限なく食べる《食行動異常》なども典型的な症状です。毎日、決まったコースの散歩をする《周遊》など、空間認識能力や記憶力が保たれているので迷子になりにくいのも特徴です。

この《常同行動》や《周遊》を周囲の人が妨げるような行動をとると暴力的になったりします。しかし、彼らの行動を受け入れ、一緒に《常同行動》をすることによって落ち着く場合もあります。

わたしには、この《常同行動》や《周遊》は、患者自身が自分の気持ちを落ち着かせるためにやっているように見えます。今は懐かしい野球のイチロー選手もラグビーの五郎丸選手もルーティンワークにこだわっていました。究極まで追い詰められた世界で生きるアスリートも、大脳が障害され限られた機能で生活する認知症の患者も、必死に自分のこころを管理しようと努力しているように見えます。

診断を確実に行い、苦手なことと得意なことを理解したうえで、どのようにすれば患者の生活が快適になるかを考えることが大切です。馴染みのある関係をつくり、常同行動をうまく利用して、日常生活動作を習慣化してゆくことになります。

② 進行性非流暢性失語症の特徴的な症状

大脳のブローカ野《や》（97頁の図２参照）という言語中枢の障害により、うまく話せなくなるのが特徴です（《失語》）。名詞が言えなかったり、消しゴムと言おうとして「けむしご」と言ったりする《錯語》や《助詞を間違える》などの症状がゆっくりと進みます。

③ 意味性認知症の特徴的な症状

左側の側頭葉が萎縮し、物品の名前が言えなくなったり、物の名称を聞いてもその意味が解らなくなります。右側の側頭葉が萎縮すると《相貌失認》といって、知人の顔を見てもだれだか解らなくなります。このようにいつも使っていた言葉や馴染みの顔の「意味」

が解らなくなる《失認》が意味性認知症の特徴です。

血管性認知症

●どんな病気?

脳出血や脳梗塞などの脳血管障害によって脳の機能に障害が出る病気です。アルツハイマー型認知症やレビー小体型認知症の症状が徐々に進むのに対して、血管性認知症は、脳血管障害後に認知症を発症したり、脳血管障害を繰り返すたびに認知機能が階段状に増悪するのが特徴です。

●症状

順序立てて行動することが苦手になり、注意が散漫になります。不安になったり焦ったり、怒りっぽくなったりといった前頭葉症状が目立ちます。一方で、記憶障害は軽微なことが多いです。

高い頻度でアパシー（自発性や意欲の低下）になったり、抑うつ症状が出たり、思考の鈍磨や活動性の低下が起こります。ちょっとしたことで泣いてしまう《感情失禁》や自分の意思と無関係に表情筋の収縮が起こる《強制泣き笑い》は血管性認知症に特徴的です。時にはパーキンソン徴候が出る場合もあります。

また、しゃべりにくい、手足が動かしにくい、歩きにくいなどの脳梗塞や脳出血を起こしたときと同様の症状も出てきます。大脳の深部に小さな脳梗塞がたくさんできると、麻痺がなくても歩行障害が出たり、排尿障害が出たり、しゃべりにくくなったりします。

発症の危険因子として加齢、運動不足、高血圧、糖尿病、中年期の高脂血症、肥満、心房細動、喫煙などが挙げられます。予防のためにも、これらの危険因子を中年期から管理することが大切です。

認知症になってもできる社会貢献

実に多くの人が「認知症になると何もできなくなる」と思い込んでいます。これまで紹介してきた代表的な認知症を振り返ると、よくない症状ばかりが目につき、そう思うのはやむを得ません。しかしここでは逆転の発想をしてみましょう。

アルツハイマー型認知症のすぐに忘れてしまう症状を逆手にとって子供の教育に取り込む試みがあります。なかなか大人の気持ちが伝わらない子供のしつけ。何度注意してもじっとしていられない子供に対して「もういい加減にして！」と怒ってしまう保護者の代わりに、アルツハイマー型認知症患者に何度も何度も「お行儀良くしてごらん」と言ってもらうのはどうでしょうか。短期記憶障害のために根気強く、子供たちの自由な世界につき合ってくれるでしょう。

またレビー小体型認知症の幻視は各地のおばけの民話を生み、日本文化の形成に貢献してきました。さらに、われわれ自身の気持ちが落ち着かないときどうすればいいのかを、前頭側頭型認知症の患者は教えてくれます。彼らと同じように落ち着く行動を繰り返し行えばいいのです。はたまた、同じく前頭側頭型認知症の患者に「防犯パトロール」の腕章をつけて一緒に散歩してみましょう。彼らとなら迷子にならずに犯罪予防に貢献できます。

認知症だから何もできなくなると決めつけたのはわれわれです。柔軟な発想ができれば、認知症になっても社会の役に立つことは可能なのです。

第４章　ボクが「認知症科」をつくった理由

切り離せない関係にある「認知症」と「老化」

日常生活や社会生活の一部が障害されるのが認知症です。しかし実際に生活に支障が出るのは、脳の機能障害だけが原因とは限りません。最も普遍的で、だれもが避けられない原因。それは「老化」。老化により身体のあらゆる臓器の機能が低下することによっても、いままで当たり前だと思っていた生活を送ることが次第に困難になってゆきます。

ですから、老化がもたらす身体やこころの変化を理解しないと、認知症を診ることはできません。老化によって起こる身体の変化がどのようなものなのか。それをきちんと知ったうえで診察し検査を行い、記憶や判断力、空間認識力が低下し、日常生活の一部が障害されていると確認できた場合に認知症と判断できるのです。そしてこのような「老化」が、実は認知症を引き起こす最大のリスクでもあるのです。

サルコペニアとフレイル

老化によって生じる特徴的な変化に「サルコペニア」があります。サルコは、ギリシャ語で「筋肉」を意味し、ペニアは「減少」のことです。サルコペニアは、加齢により筋力とその持久力が低下し、身体全体の筋肉量が減ってゆくことです。認知症の発症前から認知機能は徐々に低下しますが、実はそれと並行するように筋力も低下してゆきます。筋肉と脳とが互いに連絡を取り合っているからだといわれていますが、まだ詳細は解っていません。アルツハイマー型認知症では、発症する1～2年前から全身の筋肉量が減少してゆくといわれています。

筋力と筋肉量が低下すると運動する量も低下します。すると、摂り込んだカロリーに対して運動不足になり、血糖値が上がりやすくなります。その結果、血糖値を下げるホルモンであるインスリンが効きにくくなります。一方、インスリンが大脳以外の組織でたくさん使われ、大脳の中では足りなくなります。大脳のインスリンは記憶に直接関係するために記憶力が悪くなったり、脳内のインスリンシグナル伝達という働きに障害が生じ、アルツハイマー型認知症の原因蛋白質であるリン酸化タウ蛋白質がたくさんつくられるようになります。その結果、アルツハイマー型認知症を発症しやすくなります。糖尿病になるとアルツハイマー型認知症を発症しやすくなるのと似たようなしくみです。

一方、老化によって心臓や肺、胃腸、肝臓、腎臓などの機能も低下します。身体の筋肉量が減少する一方で、逆に脂肪分が増えてきます。同じ体重であっても、その組成は微妙に変化し、少しずつ各臓器の機能が低下してゆくのです。

このように加齢によって生理機能が低下し、感染などのストレスによって身体の恒常性が破綻し、寝たきりや死亡になりやすい状態を「フレイル」といいます。

また、サルコペニアとフレイルは軽度認知障害（ＭＣＩ）と同じように認知症の前段階であるといえます。もの忘れにだけ注目していると、これらから起こる認知症の発見が遅れることになります。「サルコペニア」や「フレイル」は運動や栄養状態の改善、高血圧や糖尿病などの危険因子の管理で正常に戻る可能性があるため、認知症の診療には、これらの「老年症候群」にも留意する必要があるのです。

全身と脳とのネットワーク形成

高齢化とともに筋肉が減り脂肪が増えると身体の水分の貯蔵機能が低下し、脱水症状を起こしやすくなります。さらに血液中の蛋白質が減り、腎臓の機能が低下し、薬の副作用が起きやすくなります。この状態で睡眠導入剤をいままでと同じ量を飲んでいたら何が起こるでしょうか？　そうです。睡眠剤が効きすぎていつも眠くて、転倒する危険が高くなります。また、高齢になるとホルモンが少なくなり、その結果、骨がもろくなり骨粗しょう症にもなりやすくなります。骨が弱くなれば背骨に圧迫骨折を起こし、身体の脊椎の変形が強くなっていきます。とくに女性は、閉経後に、骨が破壊されるのを防いでいたエストロゲンという女性ホルモンが低下するため、一気に骨がもろくなることが解っています。

老人性白内障や緑内障、網膜色素変性症などが生じれば、視力は低下し視野も狭くなります。さらに難聴が生じれば、これまで目や耳から得ていた大脳への莫大な情報が一気に減ってしまいます。手足に何か触れた感じや冷たかったり温かかったりする感触。さらに自分の手足がどこにあるのかが無意識に解る深部知覚も加齢とともに低下していきます。

これらからの情報が減れば、転倒しやすくなり、より脳機能が低下してゆくでしょう。いくつになっても、運動し人と話し、いろいろなものを見聞きすることが大切なのは、脳が膨大な情報を処理する機能を保つためなのです。

だれかと会話をしながら歩けば、何かにぶつからないよう視覚情報を処理し、車や自転車が近づいてこないか無意識に耳を澄ましています。足の裏で道路の段差を感じ取り、身体が傾かないように足と体幹の筋肉で身体を支えます。

身体が危険を感じずに歩けるよう、脳は膨大な情報を処理しながら、手足や心臓や肺に指令を出し続けているのです。隣の人との会話に脳は鋭敏に反応し、意味を理解します。そして自分の考えを言葉として相手に伝えようとします。こうしてみると、自宅で閉じこもっているより、街に出て人と交流をもつ大切さが十分理解できるのではないでしょうか。

このような身体の各臓器や組織と脳のネットワーク機構が破綻することによって生じるのが認知症だとわたしは考えています。

「高齢者総合診療部」の誕生

高齢者医療にはさまざまな問題が絡んでいます。認知症やうつ、統合失調症などの脳の疾患から認知機能障害や精神症状を生じ、さらに薬の管理ができない、買い物ができない、整理整頓ができないなどの生活機能障害を引き起こします。

その一方で、感情のコントロールが利きにくく、ちょっとしたことで怒ったり、ときには交通事故や窃盗などの社会問題を引き起こすこともあります。

さらに慢性疾患を多く抱える高齢者はそれぞれ、個性的で複雑な病状をきたします。そこに、高齢者の独居や社会的孤立、貧困の問題が加わり、詐欺の被害者になってしまうこともあります。そして、介護に携わる家族への負担や心理的苦痛は大きく、虐待や介護拒否、家庭崩壊、認認介護（認知症患者による認知症患者の介護）、介護心中などの社会問題が起こることもあります。まさに待ったなしの状態です。

近年、医療は高度化の一歩をたどり、完治を目指した臓器別医療は現代医療の大きな飛躍をもたらしました。しかし高齢者医療は、さまざまな問題が絡み合うため、臓器別医療では対応困難なケースが少なくありません。また、病気を発症しても症状や異常値が出にくいなど、高齢者に生じる体調や病状の変化は千差万別で、若年や中高年の臓器別医療とは異なる視点が必要です。

これらの状況を鑑みて、2015年7月より虎の門病院に「高齢者総合診療部」を立ち上げました。ここで目指しているのは、医師だけではなく、看護師、薬剤師、管理栄養士、公認心理師、リハビリテーションを担う理学療法士や作業療法士、言語聴覚士、ソーシャルワーカーなど、多職種による高齢者医療の再構築です。医師の専門も脳神経内科、老年病科、精神科、循環器科、内分泌科、腎臓内科、整形外科、放射線科など、これでもかというほど多岐にわたっています。われわれは臓器別医療でバラバラになってしまった考え方を再び一本の糸に紡いでゆきます。そして高齢者医療を社会の一環として捉え直し、患者のどのような日常生活が制限され、それがなぜ起こったのかを医学的な根拠をもって総合的に考えてゆきます。

認知症医療の再編、それが「認知症科」

現在、日本の認知症診断は「老年病科」「脳神経内科」「精神科」でそれぞれ行われています。しかし、その診療科に行けば必ず認知症の専門医がいるわけではありません。「専門医がいるかどうかを学会のホームページで調べてからお越しください」というアナウンスをよく耳にします。この不自由さは臓器別医療がもたらした弊害であると思います。家族は患者を病院に連れてくるだけでも大変なのですから。

臓器別医療は医学の発展に寄与し、今後もその成果が世界の医療を支えていくでしょう。しかし、高齢者は慢性疾患をいくつも抱えているので、臓器別医療では偏った医療になりがちです。

そこで「認知症科」では、現存の「老年病科」「脳神経内科」「精神科」という3つの診療科の視点をすべてそろえ、認知症に関わるすべてのことをやる！　これが根本理念です。そのうえでさらに、次の3つの取り組みを編み込んでゆきます。

・認知症への誤解と偏見をなくす。
・老年医学・脳神経内科学・精神医学と基礎研究の知識を融合させる。
・認知症における社会問題を解決する。

患者もそして家族も、「認知症科」だと解って受診する際には、診療と同時に認知症に対する誤解や偏見にも向き合うことになります。そして3つの診療科の視点を柔軟に組み合わせ、総合的な認知症医療を行うことで、病気の観点だけでなく、患者の日常生活や人生そのものを総括的に捉えてゆくことができます。患者のこころに寄り添い、より客観的に身体の機能を評価しながら、どのような医療が必要なのかを考えてゆくのです。さらに認知症の基礎研究の知識を絡めることで新しい医療と医学の進展も目指しています。

認知症は社会、医療、介護、福祉にわたる壮大なテーマです。これら広範な事象を整理し、さまざまな視点からもう一度捉え直すのが認知症科の目標です。

●認知症の3つのものの見方

ここで認知症に関わる3つの診療科の見方を説明します。

まずは、**老年医学**から認知症を診る。これはお年寄りが生活に困ったとき、認知症が隠れているのではないかと考えることです。簡単にいうと、「認知症を生活から診る」ということです。そして2つ目、**脳神経内科学**から認知症を診る。これは、認知症が大脳のこの部位の障害から起こっているのかを考えることです。言い換えると、「大脳の障害部位を決める」ということです。最後、3つ目。**精神医学**から認知症を診る。これは、認知症の精神症状を診ることはもちろん、その症状がどのような過去の体験や家族関係から生じているのかを見極めること。つまり「家族や体験から認知症を診る」ということです。これは診察室での患者とその家族の会話から、家庭での患者の様子や家族関係を推測し、はたまた厄介な行動心理症状がどのような体験から生じているのかを想像することです。

つまり、認知症を「生活」「大脳の障害部位」「家族と体験」という別々の視座から捉え、再構築するのです。それでは、それぞれの立場から見てゆきましょう。

その1　老年医学から診る――それは認知症を「生活」から診ること

●「買い物ができない」から認知症を見つける

認知症の診察は「もの忘れ」という症状からアプローチするのが一般的です。しかし多くの場合、認知症は生活の障害の中に隠れています。つまり「もの忘れ」に限らず、テレビやエアコンのリモコンが使えないとか、財布の中が小銭だらけになるとか、歩くのが遅くなったというわずかな変化の中にも認知症は隠れているのです。ここでは、「ひとつの生活の障害」から認知症の診察をどう展開していくかを考えてみます。その具体例として、患者の「買い物ができない」場合を考えてみましょう。

まずはじめに、「買い物ができない」理由の候補を並べてみます。

「行き方が解らない」（地誌的見当識障害）

「何を買うのか忘れてしまう」（記銘力障害）

「行く気がない」（抑うつ、無気力）

「歩けない」（運動麻痺、間歇性跛行《かんけつせいはこう》、パーキンソン病）
「目が見えない」（視力障害）
「息切れする」（心肺疾患）
「行く手段がない」（交通機関の欠如）
「お金がない」（貧困）

買い物ができない理由だけでもこのようにたくさんあります。迷子になりやすく、記憶が保てなければ認知症を疑います。行く気がしない場合は、うつ病などの精神疾患や認知症にともなう抑うつ状態やアパシー（自発性や意欲の低下）が考えられます。歩けなければ、麻痺や筋力低下、パーキンソン病などの脳や脊髄由来の病気が考えられますし、視力の低下や耳が聞こえにくければ、眼科や耳鼻科に相談することになります。息切れは循環器や呼吸器の病気を疑い、交通機関の欠如や貧困が理由であれば、社会サービスの利用を念頭にソーシャルワーカーの介入が必要になるでしょう。このように日常生活の困難さをもたらす原因を突き詰めてゆけば、そこに認知症が隠れていることが解ります。そのためには高齢者の大脳の機能、身体能力、生活環境までそのすべてを把握しなければ、認知症が原因で日常生活が障害されていると判断することはできません。これが、老年医学からみた認知症の考え方になります。

その2　脳神経内科学から診る――それは大脳の障害部位を決めること

認知症を引き起こす脳の疾患にはさまざまな種類があり、疾患ごとに大脳が侵される場所はある程度決まっています。そして障害される部位に応じて、現れる症状は決まってきます。ではどのように大脳の障害部位を決めてゆくのでしょうか？　それには3つの方法があります。それは、

①　症状から決める
②　神経学的所見から決める
③　高次脳機能検査から決める

の3つです。

①　症状から障害部位を決める

たとえば記憶力が落ちていれば海馬の障害を、怒りやすくなったり注意力が低下していれば前頭葉の障害を考えます。料理や旅行の計画など順序立てた作業が苦手であれば前頭葉の連合野を、そして迷子になるなら頭頂葉に病変があるのではないかと考えます。解りやすく図（96・97頁）にしてまとめてみましょう。

認知症の診断に必要なのは、症状と大脳の障害部位を一致させることです。認知症を正しく理解し診断するには、特定の病気の臨床症状や画像所見の特徴を覚えるだけではなく、脳のどの部分が、どのような原因によってどのくらい障害されているかを予想できる力を育む必要があります。

認知症に差別や誤解が生じるのは、大脳の障害が目に見えないからです。車椅子に乗っている人を無理やり歩かせる人はいません。それは障害が見えるからです。しかし障害が見えても、数歩しか歩けないのか、トイレまで行けるのか、1キロ歩けるのかによって、ケアも生活のサポートも内容が変わってきます。それは認知症でも同じこと。**脳の障害をイメージできないと誤解はなくなりませんし、その生活障害の内容を知らないと適切なサポート体制がつくれません。ですから、まずは症状から脳の障害部位を知るのです。**

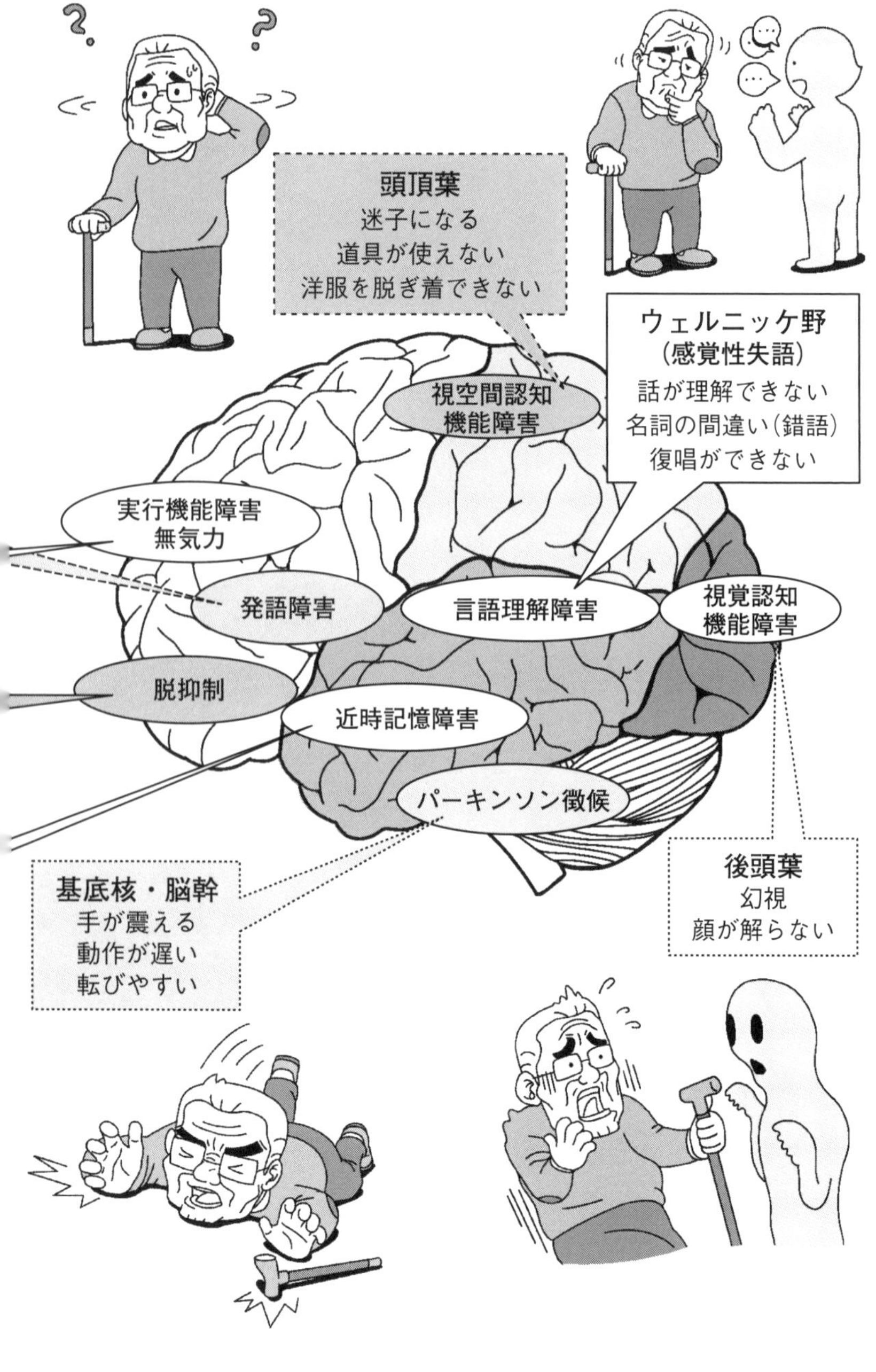

頭頂葉
迷子になる
道具が使えない
洋服を脱ぎ着できない
ウェルニッケ野
(感覚性失語)
話が理解できない
名詞の間違い(錯語)
復唱ができない
視空間認知
機能障害
実行機能障害
無気力
発語障害
言語理解障害
視覚認知
機能障害
脱抑制
近時記憶障害
パーキンソン徴候
基底核・脳幹
手が震える
動作が遅い
転びやすい
後頭葉
幻視
顔が解らない

図2　認知症の症状から障害部位を類推する

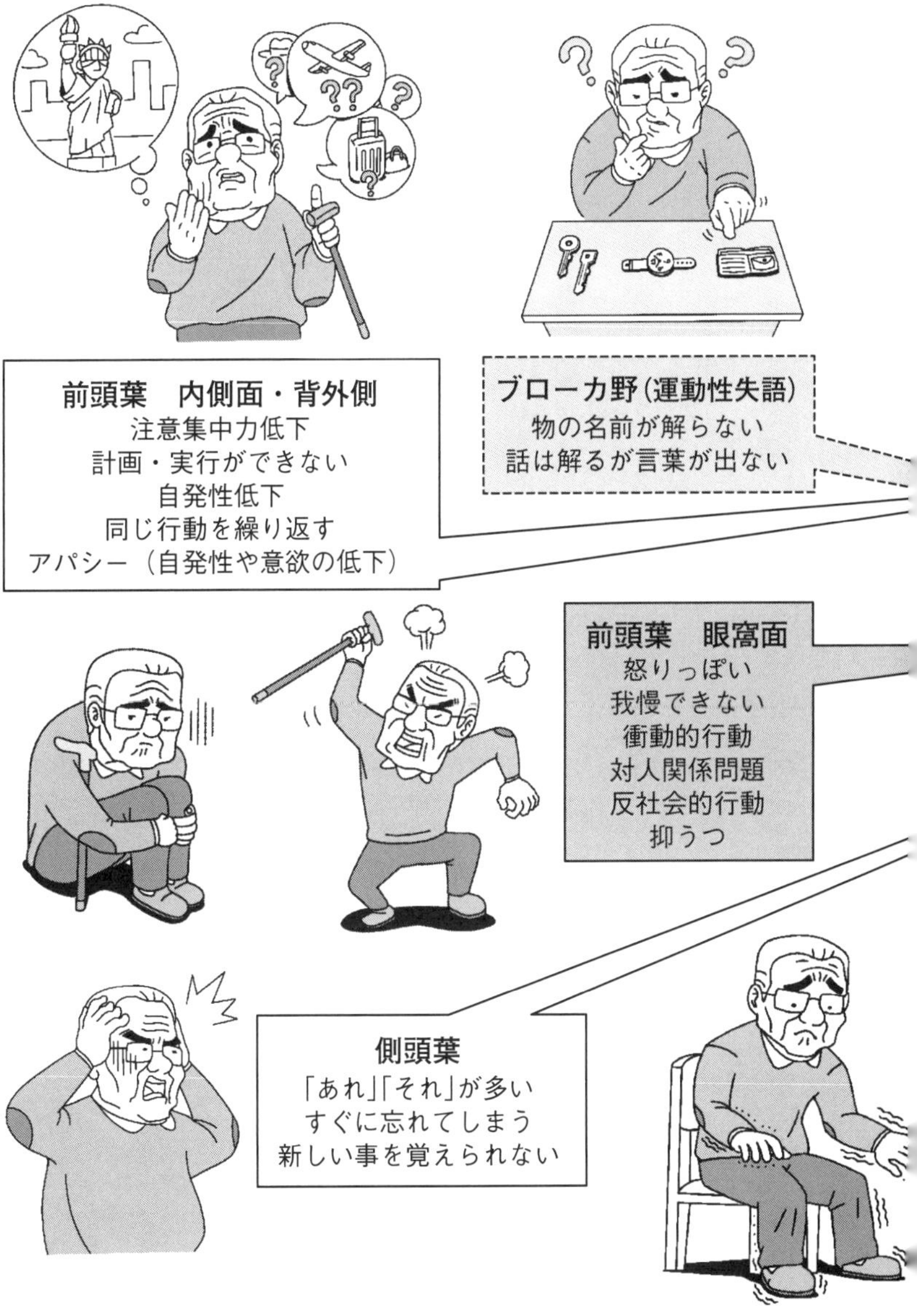
前頭葉　内側面・背外側
注意集中力低下
計画・実行ができない
自発性低下
同じ行動を繰り返す
アパシー（自発性や意欲の低下）
ブローカ野（運動性失語）
物の名前が解らない
話は解るが言葉が出ない
前頭葉　眼窩面
怒りっぽい
我慢できない
衝動的行動
対人関係問題
反社会的行動
抑うつ
側頭葉
「あれ」「それ」が多い
すぐに忘れてしまう
新しい事を覚えられない

②　神経学的所見から障害部位を決める

『神経症候学』という言葉を聞いたことがありますか？　座った姿勢で膝を叩き、足の反応がないと「あ、脚気だっ！」って遊んだことがありますよね。あれは、神経内科学的所見の腱反射（手足の腱を叩いたときに出る筋の不随意運動）を診ています。ほかには、ライトやハンマー（打腱器）、つまようじ、筆などの道具を用いて、意識や眼の動き、手足の麻痺やバランス感覚、触った感覚、歩き方を見て大脳や脊髄のどこに病変があるのかを推測してゆきます。たとえば、しゃべりにくいとか、手足が動かないなどの所見があれば大脳の奥深くの障害を疑い、関節が固く動作が鈍ければパーキンソン病の症状と判断し、脳の基底核や脳幹の障害を予想します。手指でハトやキツネの真似をしてもらい（山口キツネハト模倣テスト）、できなければ頭頂葉の病変を考えます。このような診察で得られる所見から大脳の障害部位を推定してゆくのです。

一方、患者の症状から大脳の障害部位を予想し、その障害部位から生じる神経学的所見が実際にあるのかを確認することができます。つまり、怒りやすい症状があれば、前頭葉の障害を疑い、前頭葉の障害により異常が出るといわれる〈吸引反射〉、〈把握反射〉、〈ゲーゲンハルテン〉（注意をそらすと手足の関節の固さが抜ける）などの所見をとります。迷子になりやすく頭頂葉の障害を疑うときは山口キツネハト模倣テストを行います。

このように**症状では解らない大脳の障害部位を明らかにしたり、症状から疑われる大脳の障害が実際にあるのかを判断してゆきます。これが神経学的所見から障害部位を決めるということです。**これがひと目で解る図（100・101頁）をつくりました。先ほどの症状の図（96・97頁）と重ねてみると、いっそう理解が深まります。

まだ脳の画像診断がなかった頃、優秀な脳神経内科医が診察するだけで脳の病変を推測する精度といえば、それは素晴らしいものでした。わたしが常に細かく診察するのは、認知症の診断のためだけではありません。苦手になってきた身体の機能を知り、それを補って生活に役立つアドバイスをすることも脳神経内科学の醍醐味だと思うからです。たとえば、飲み込みにくさがあると解れば窒息や誤嚥性肺炎の予防の話ができるし、手足の筋力の低下や頸や腰の変形が解れば転倒を防ぐアドバイスができます。パーキンソン病がみつかれば治療は1日でも早いほうがいい。いずれの障害も高齢者ではさらに大きな病気につながってしまうことが多いからです。

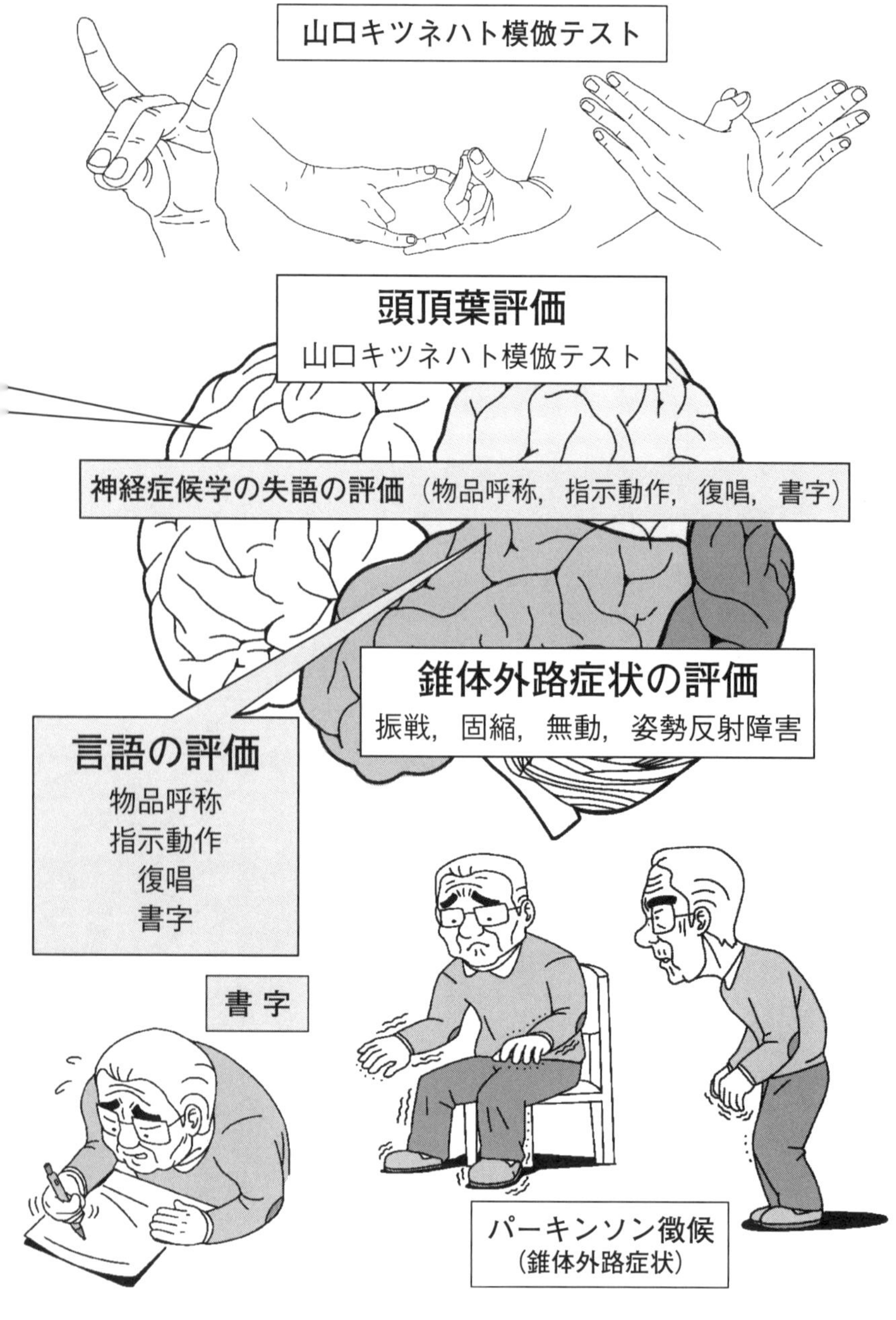

山口キツネハト模倣テスト
頭頂葉評価
山口キツネハト模倣テスト
神経症候学の失語の評価（物品呼称，指示動作，復唱，書字）
錐体外路症状の評価
振戦，固縮，無動，姿勢反射障害
言語の評価
物品呼称
指示動作
復唱
書字
書 字
パーキンソン徴候
（錐体外路症状）

図3　神経症候学で認知症の障害部位を評価する

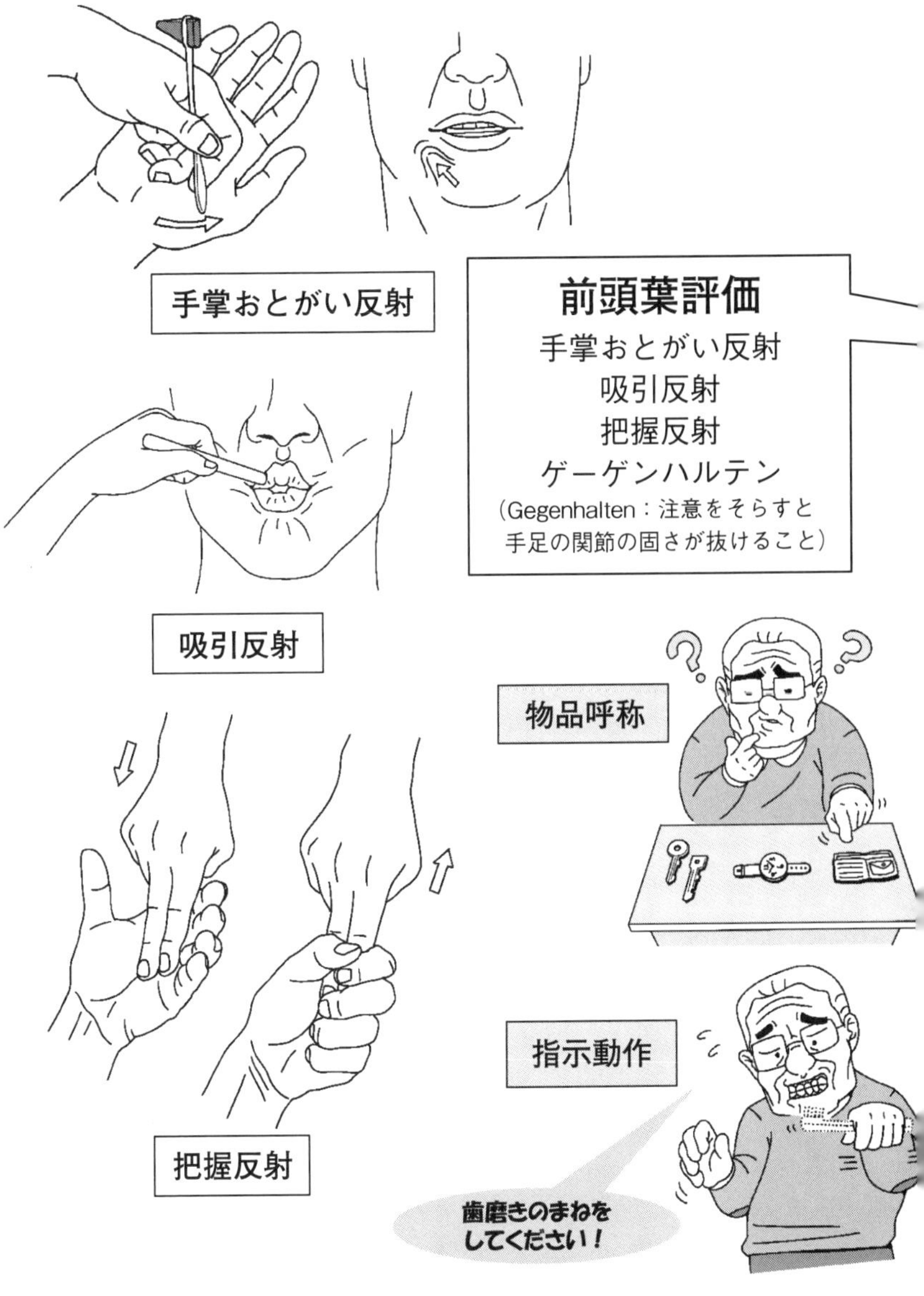

③ 高次脳機能検査から障害部位を決める

次に「高次脳機能検査」を行います。これは簡単な筆記テストやクイズ形式の質問などにより、神経学的所見だけでは判断ができなかった大脳の病変部位の予測をするための検査です。

●スクリーニング検査ならMMSE－Jと改訂長谷川式簡易知能評価スケール

まずは大きく症状をふるい分けるためのスクリーニング検査として、MMSE－J（Mini-Mental State Examination-Japanese）や、改訂長谷川式簡易知能評価スケール（HDS-R）を行います。

MMSE－Jは国際的に用いられている簡易検査方法の日本語版で、場所や時間の感覚、言葉の記憶、注意力と計算、言語機能と図形模写から構成されます。

改訂長谷川式簡易知能評価スケール（HDS－R）も同じような検査ですが、書字命令や図形模写がなく、一度覚えてもらったものをもう一度呼び起こす機能（遅延再生）の評価項目が多く設定されています。

MMSE－Jも改訂長谷川式簡易知能評価スケールも30点満点です。MMSE－Jの総得点が23点以下ならば軽度認知症で、24点以上27点未満であれば軽度認知障害（ＭＣＩ）、28点以上ならば健常者と暫定的に定めています。しかしＭＣＩの判定は難しく、さらなる検査が必要です。一方、改訂長谷川式簡易知能評価スケールでは20点以下が認知症という判断になります。

ただし合計点数だけで正常か認知症かを判断することは非常に危険です。これらの検査には練習すると点数が上がる「学習効果」があり、ＭＭＳＥ－Ｊは学歴や職業歴にも影響を受けるからです。しばしばこれらの検査を練習してから外来に来る患者がいますが、適切に評価できなくなるのでやめましょう。

一方、これらの検査では総得点だけではなく、間違った項目にも注目します。つまり、大脳のどんな認知機能が障害されているのか、そしてそれが大脳のどこの障害部位から来ているのかを考えてゆきます。遅延再生障害なら海馬、図形が苦手なら頭頂葉、言語の障害なら前頭葉か側頭葉といった感じです。

●軽度認知障害（ＭＣＩ）を診るのならＭｏＣＡ－Ｊ

最近、話題なのがＭｏＣＡ－Ｊ（Montreal Cognitive Assessment-japanese version）です。診

察の現場では認知症の前段階である、軽度認知障害（ＭＣＩ）の診断は非常に難しいのですが、ＭｏＣＡ－Ｊはこの軽度認知障害を適切に評価できます。30点満点で25点以下が軽度認知障害、18点以下が認知症になります。これには、時計を描く試験や、図形模写、言語の滑らかさなどの検査が含まれます。さまざまな検査のいいとこ取りの検査になっています。

●その他の検査

ほかにも、検査はたくさんあります。頭頂葉を診るなら時計描写検査、これは改訂長谷川式簡易知能評価スケールでは苦手な視空間機能障害の有無を評価するのに適しています。

言語障害を診るなら標準失語症検査（Standard Language Test of Aphasia：SLTA）、前頭葉の機能を診るなら前頭葉機能検査（Frontal Assessment Battery：FAB）。うつの検査なら老年期うつ病評価尺度（GDS-15：Geriatric Depression Scale-15）を用い、やる気スコアはアパシー（自発性や意欲の低下）の評価に適しています。ちょっと変わったパレイドリアテストは、壁の染みやお花の模様が虫や人の顔に見えてしまう現象を誘発させる検査でレビー小体型認知症の幻視にうってつけです。

また、アルツハイマー病評価スケール日本語版（ADAS-cog-J：Alzheimer's Disease Assessment Scale-cognitive-Japanese version）という薬剤の効果判定のために開発された複雑な検査もあれば、ウェクスラー成人知能検査 第４版（WAIS-IV：Wechsler Adult Intelligence Scale-IV）を行えば知能指数（ＩＱ）だって解ってしまいます。さらにウェクスラー記憶検査改訂版（WMS-R：Wechsler Memory Scale- Revised）は注意・集中力や、言語や視覚の記憶力が評価でき、ＷＡＩＳ－ⅣとＷＭＳ－Ｒを組み合わせれば、知能と記憶の関係が読み解けます。

このように、それぞれ検査の特徴と評価できる限界を理解しながら、いくつかを組み合わせて、大脳の機能評価と同時に局所診断をしてゆきます。

ここで大脳のどこを評価するための検査なのかを解りやすいように図（**106・107頁**）にしておきます。いままでの図と重ねて見てみましょう。３つの図を行ったり来たりしてその本質を見抜いてください。

高齢者は退職し、健康が失われ、子供たちが巣立ってゆきます。そのため、喪失の世代といわれ、うつになりやすいのです。また、大脳に柔軟性がなくなれば、怒りっぽくなってもしょうがないし、もの忘れだって当たり前。検査する者も、検査を受ける者もそうい

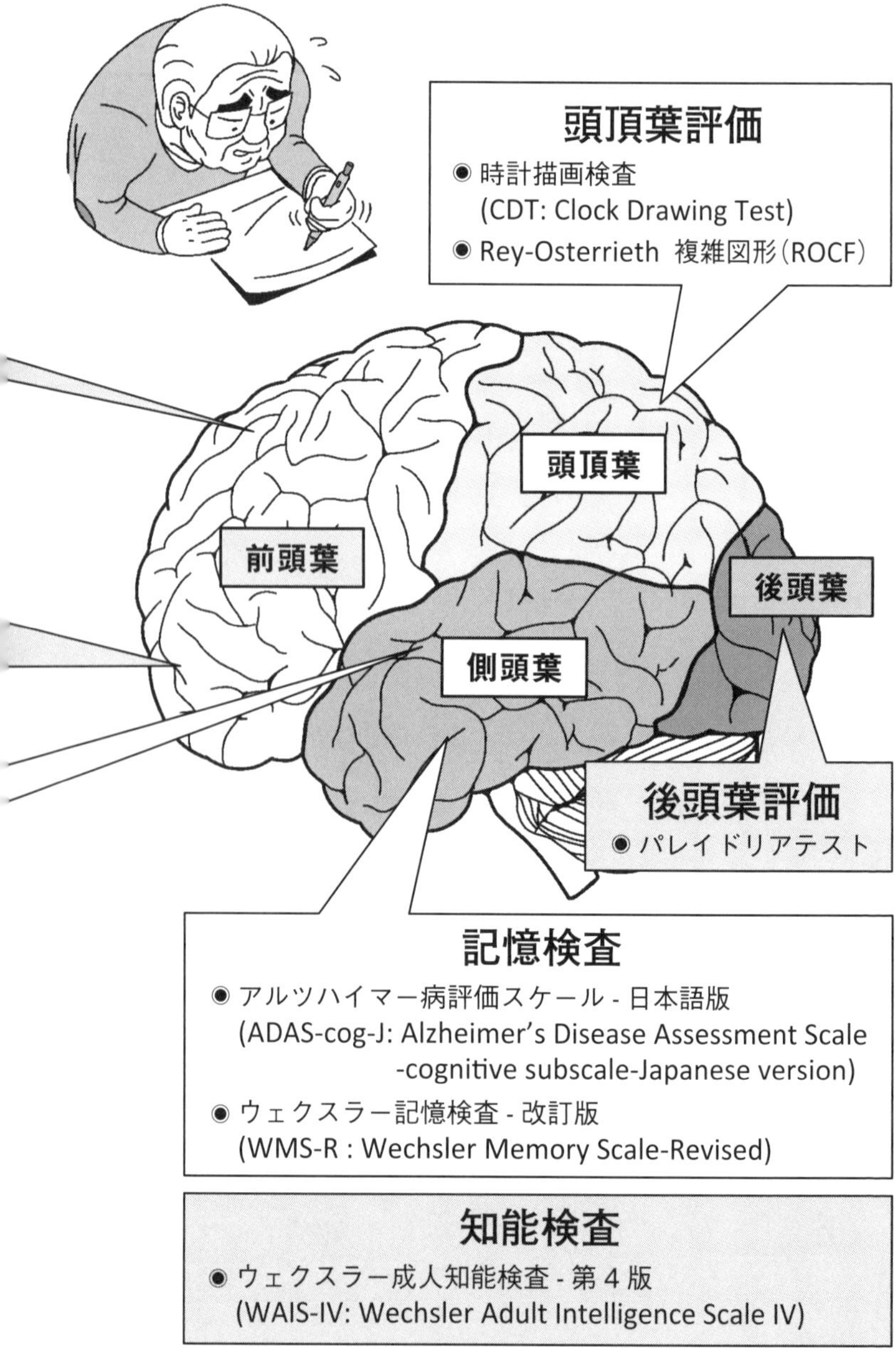
頭頂葉評価
◉ 時計描画検査
(CDT: Clock Drawing Test)
◉ Rey-Osterrieth 複雑図形(ROCF)
頭頂葉
前頭葉
後頭葉
側頭葉
後頭葉評価
◉ パレイドリアテスト
記憶検査
◉ アルツハイマー病評価スケール - 日本語版
(ADAS-cog-J: Alzheimer's Disease Assessment Scale -cognitive subscale-Japanese version)
◉ ウェクスラー記憶検査 - 改訂版
(WMS-R : Wechsler Memory Scale-Revised)
知能検査
◉ ウェクスラー成人知能検査 - 第 4 版
(WAIS-IV: Wechsler Adult Intelligence Scale IV)

図４　高次脳機能検査で認知症の障害部位を評価する

前頭葉機能評価（実行機能評価）

- FAB: Frontal Assessment Battery
- Wisconsin card sorting test
- TMT: Trail-Making Test

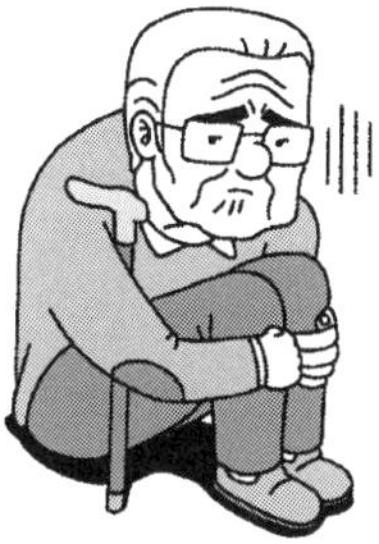

抑うつ評価

- 老年期うつ病評価尺度
  (GDS: Geriatric Depression Scale-15)
- Zung 自己評価式抑うつ尺度
  (Zung Self-rating Depression Scale)

アパシー（自発性と意欲の低下）評価

- やる気スコア

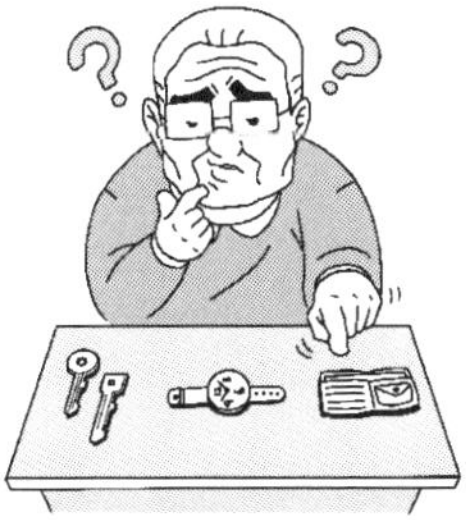

失語評価

- 標準失語症検査
  SLTA: Standard Language Test of Aphasia
- WAB (Western Apasia Battery) 失語症検査

スクリーニング検査

- ミニメンタルステート検査日本語版
  (MMSE-J: Mini Mental State Examination-Japanese)
- 改訂長谷川式簡易知能評価スケール
  (HDS-R: Hasegawa Dementia Scale-Revised)
- MoCA-J: Montreal Cognitive Assessment-Japanese version

う老化と人のこころの正しい知識をもって、これらの検査ができればいいと思います。なぜなら、それが適切な大脳の評価につながるからです。

そして苦手になった能力にフォーカスするのではなく、いまある能力に価値を見出してください。苦手なことは誰かに手伝ってもらえばいい。ただそれだけです。

このように、神経内科的な見方では、症状、神経学的所見、高次脳機能検査のすべての視点から、病変が脳のどこにあるのかを見極め、最終的には画像診断で病変を確認します。しかし、それぞれから予想された障害部位と画像所見が一致しないこともあります。この場合、もう一度、考え方のプロセスに間違いがないか確認し、矛盾する所見のどれが最も病気の本質を示しているのかを考えて診断してゆきます。これが脳神経内科学から認知症を診る、ということです。多くの検査を漠然とやるのではなく、統一感のある診療の線と線をつないでゆく感覚が重要です。

認知症診断に必要な画像検査

すでにみなさんは、主な認知症の病気の種類や症状、その症状が脳のどこの部分の障害から生じるのか、お解りいただけたと思います。つぎにその知識を利用して画像を見ていただきます。認知症の画像はカラフルで美しいものです。しかし患者の障害や人生を写し込んだものでもあります。その間を行き来しながら、本質を摑んでゆくのが高齢者医療の醍醐味です。では、実際に彼らの人生を感じ取り、自分には何ができるのか考えてみましょう。

障害を知る

どんなに目を凝らしても
脳にある障害は見えません．

ですから，適切な対応がなされず，
それが正当化され，
やがて差別や偏見につながります．
われわれが気づかないうちに．

①症状　②神経学的所見　③高次脳機能検査の情報を集約させ，
障害部位を予想し，
最後に画像にたぐり寄せる．
矛盾するデータの中から本質を見極め，
患者の障害を知る．

できなくなったことを指摘するために障害を知るのではありません．
苦手になったことにさりげなく手を差し伸べ，
患者がいままでと同じ生活ができるよう
その障害を知るのです．

アルツハイマー型認知症の診断に必要な画像検査 ①
MRI 画像　（T1 強調画像）

MRIは核磁気共鳴を利用し画像化する方法．このT1強調画像は，脳の萎縮を診るのに最適な撮影法．写真では，海馬を含む側頭葉，頭頂葉に軽度の萎縮がみられ，側脳室（＊）が軽度拡大している．

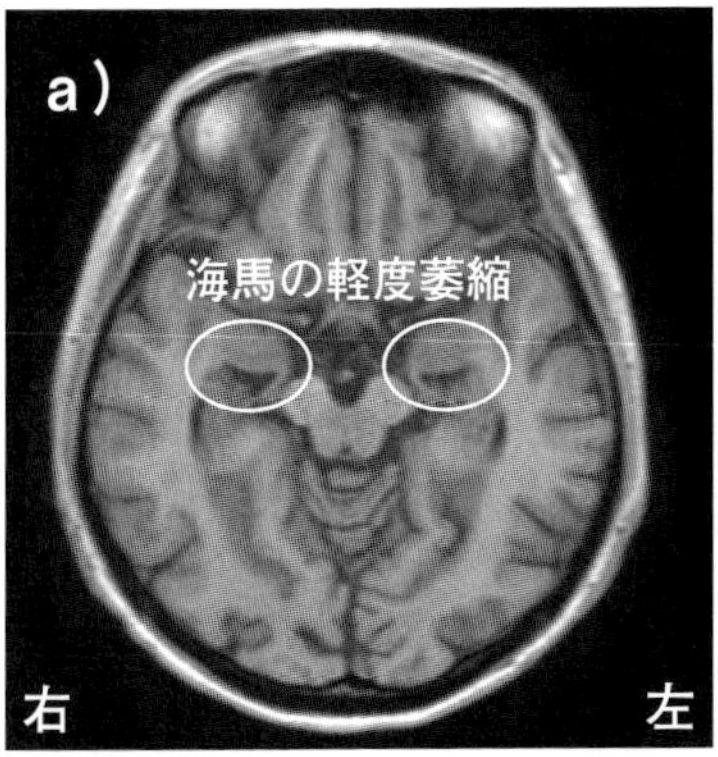

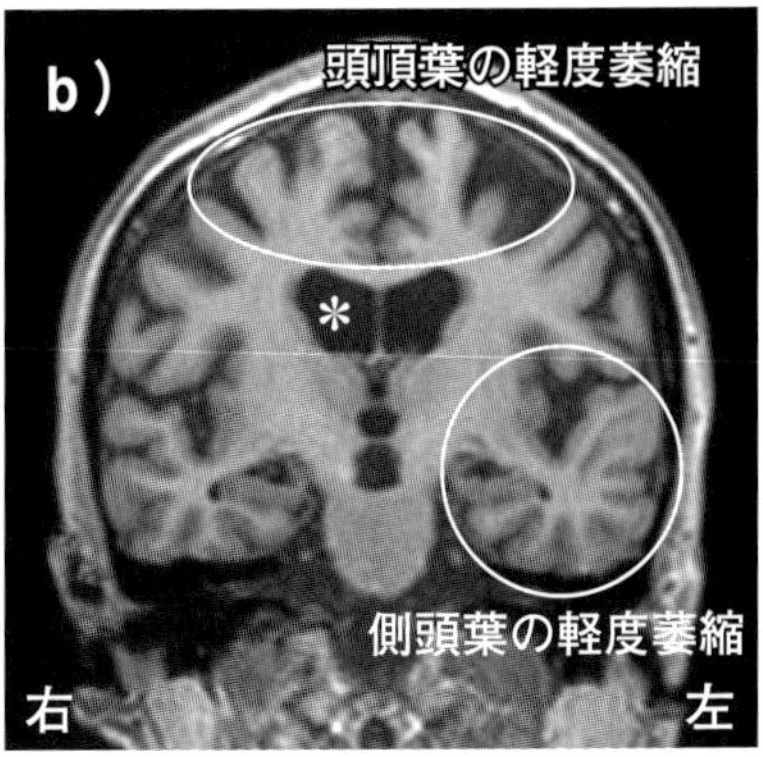

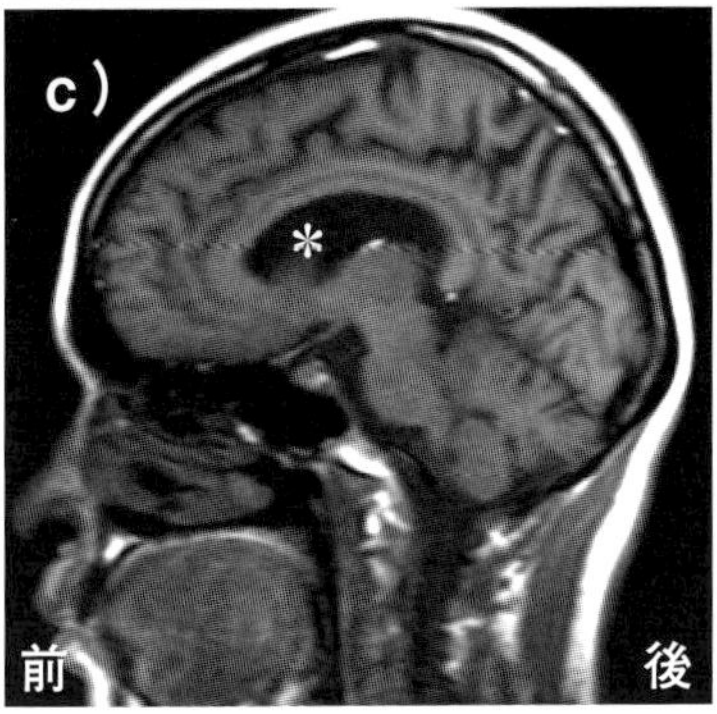

a）水平断
水平に切った画像

b）冠状断
正面から見た画像

c）矢状断
真横から見た画像

MRI
核磁気共鳴画像法

有名企業に勤める彼女は50歳でアルツハイマー型認知症を発症した．MMSE-J 18/30, HDS-R 17/30, MoCA-J 13/30点で時間の感覚が乏しく，記憶力の障害が強い．視空間認知機能障害はあるがダンスを楽しみ，実行機能障害のため料理ができない．言葉をイメージしにくくコミュニケーションには十分な時間が必要だ．しかし，献身的な夫に支えられ日常生活を楽しんでいる．髄液のアミロイドβ42 蛋白質が低下し，アルツハイマー病と診断した．

アルツハイマー型認知症の診断に必要な画像検査 ②
脳血流シンチグラフィー（SPECT）

大脳MRIの“静的”なイメージと対照的にSPECTは“動的”なイメージ．色覚はマチスの絵画のようだ．機能画像とも呼ばれ脳の血流を見る．暖色は豊富な血流をイメージし，寒色は脳血流の低下を示す．

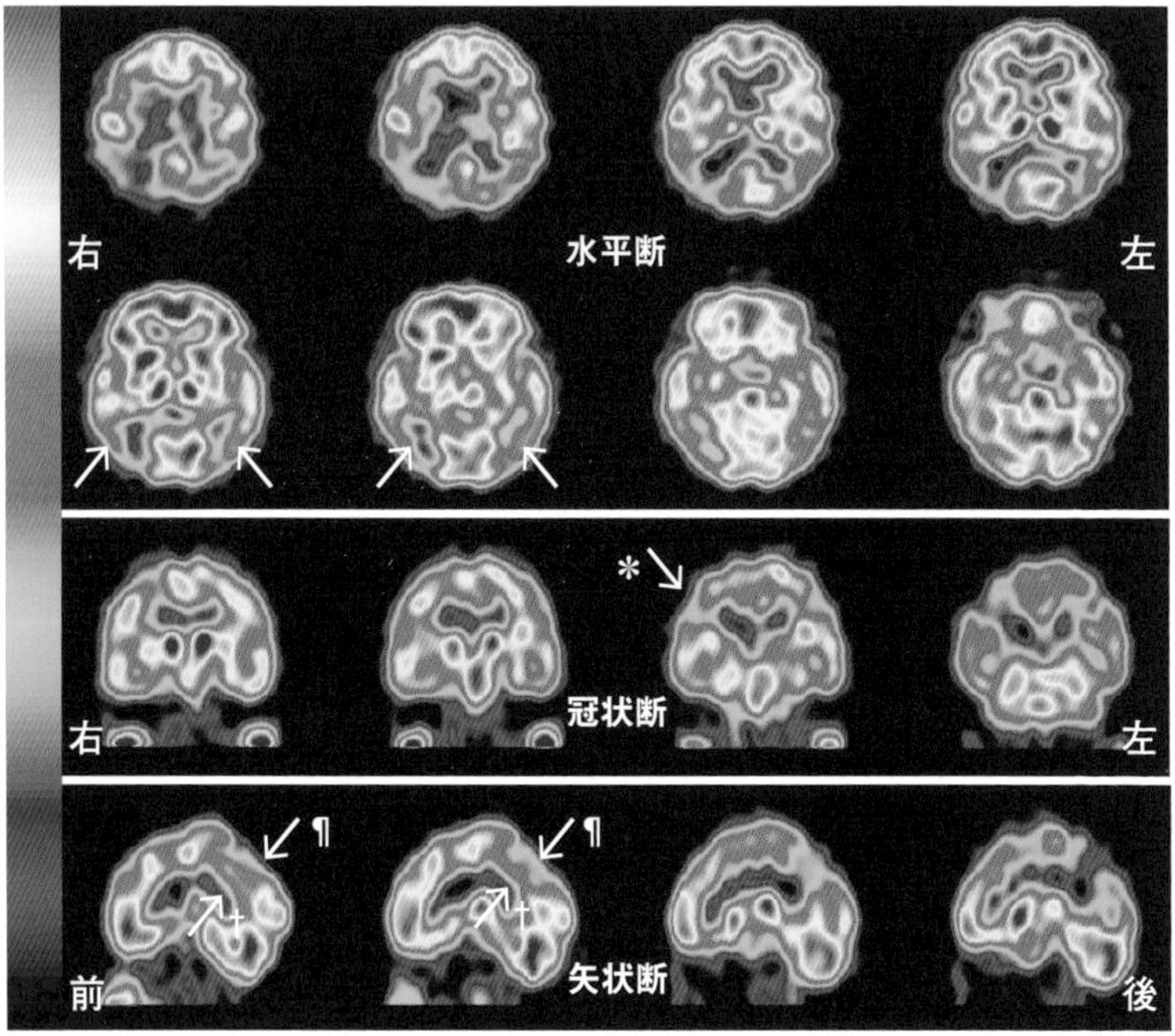

①と同患者．両側側頭葉（↑），頭頂葉（↑＊），楔前部（↑¶），後方帯状回（↑†）に血流低下を認めアルツハイマー型認知症の所見である．豊富な前頭葉の血流からイライラすることは少なく，頭頂部の血流低下は転倒リスクが高いことがうかがえる．ゆえに「落ち着いて，転倒に注意しながらダンスを楽しんでください！」と伝える．

脳血流のイメージを大脳の機能に置き換え，その機能障害から生じる事故を予測し予防やケアに繋げる．これが目には見えないプロの仕事！

アルツハイマー型認知症の診断に必要な画像検査 ③
脳血流 SPECT　3D-SSP 画像とグラフ

判読が難しい原画像②を統計解析で解りやすくした画像とグラフ

1　脳血流画像

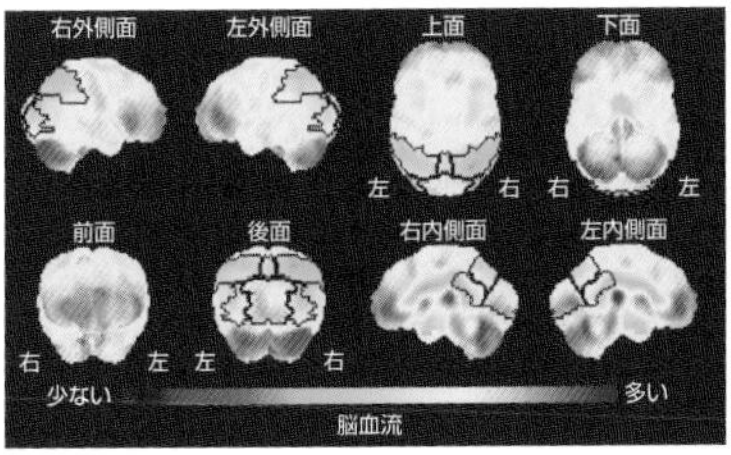

脳血流の増加部位と低下部位を同時に示す．脳血流の分布が解りやすい．暖色ほど血流が多く，寒色ほど少ない．

2　脳血流低下画像

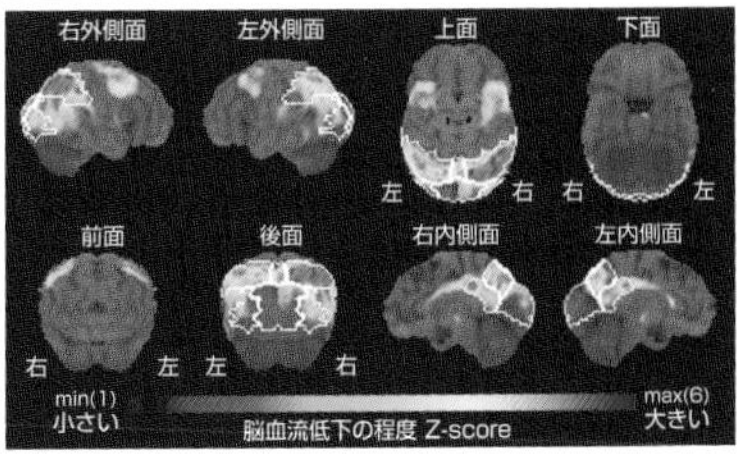

脳血流の低下部位のみを示す．暖色系ほど低下が著しい．

3　関心領域

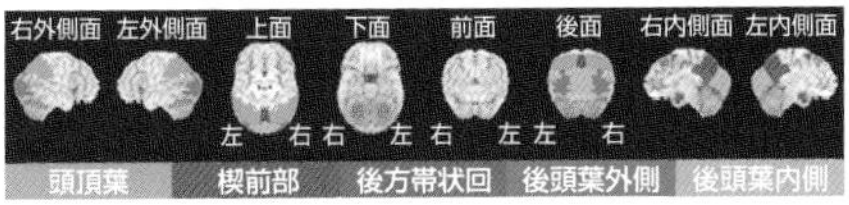

脳血流の低下を評価したい部位が色づけされている．

4　関心領域の脳血流低下の程度

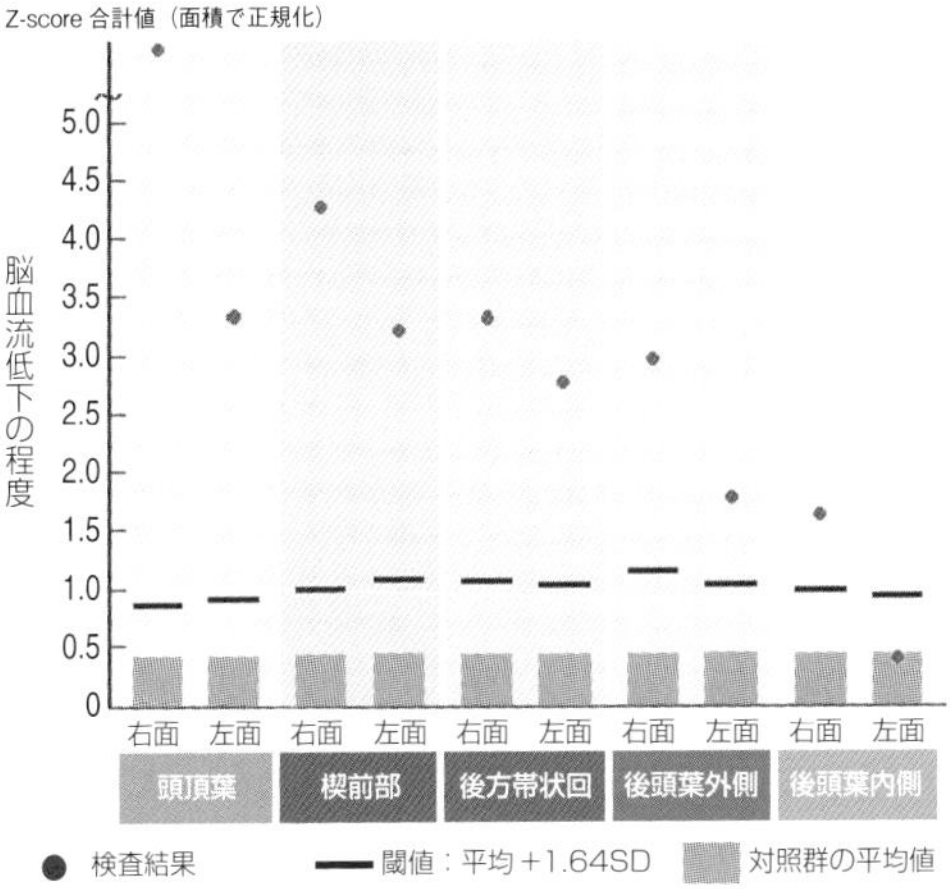

図3の関心領域での脳血流低下の程度をグラフ化したもの．赤点が上になるほど 脳血流は低下し，青線を越えると明らかに低下と判断する．

灰色のボックスは平均値．左から3領域の脳血流の低下はアルツハイマー型認知症．右から2領域の低下はレビー小体型認知症を疑う．

76歳男性でアルツハイマー型認知症が強く疑われ，レビー小体型認知症の合併も否定できない．

レビー小体型認知症の診断に必要な画像検査 ①
ドパミントランスポーター (DAT) シンチグラフィー

神経伝達物質のドパミンはドパミントランスポーター(DAT)により神経細胞に取り込まれる．これを画像化したものがDATシンチグラフィー．黒質線条体のドパミン神経の変性を反映する．レビー小体型認知症やパーキンソン病などドパミンが低下する病気で異常を示す．

これを数値化したものがDaT ViewによるSBR (Specific Binding Ratio)で年齢ごとに標準値が決まっている．

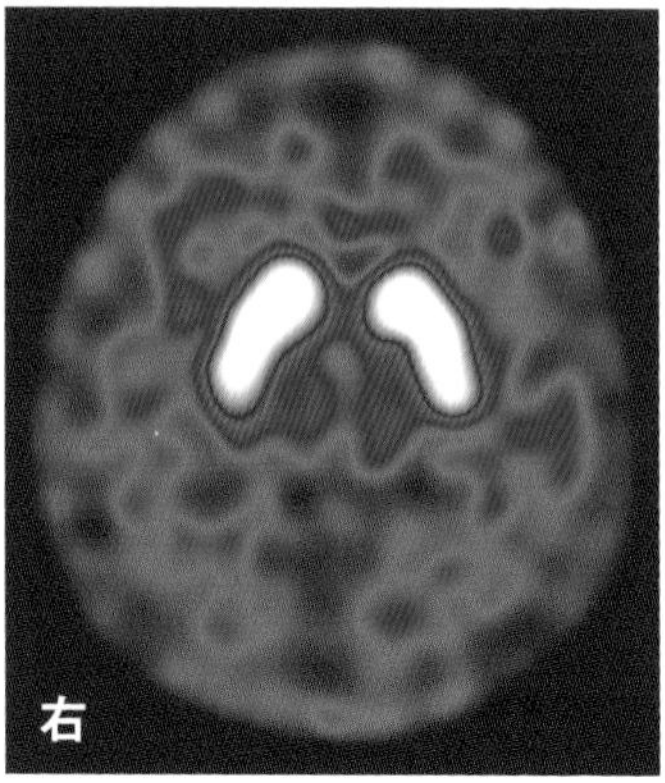

DAT シンチグラフィー正常例

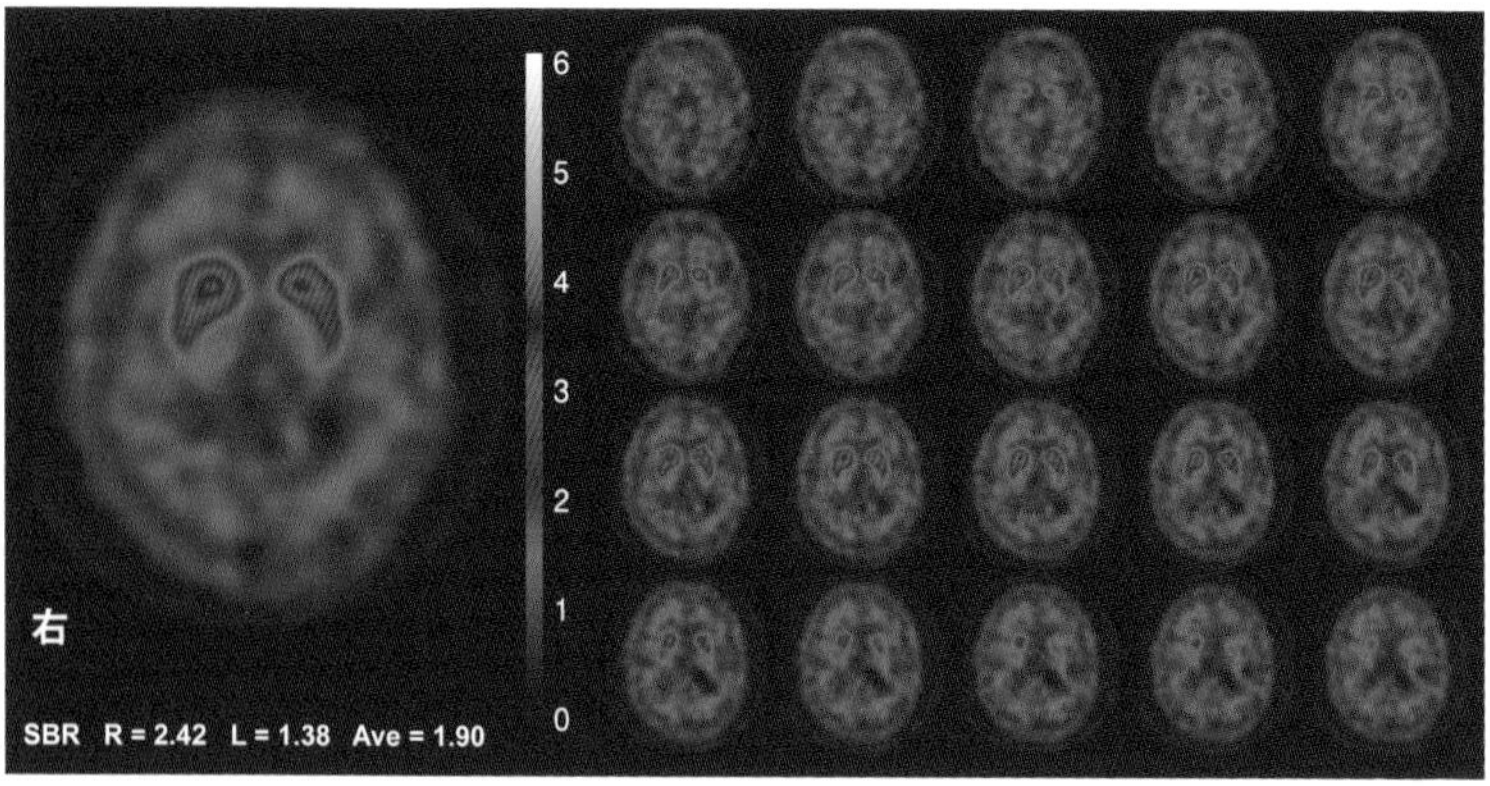

73歳男性は転倒と意識消失を繰り返した．軽度のパーキンソン徴候，傾眠からレビー小体型認知症が疑われ，DATシンチグラフィーで診断を確定した．

正常画像で見られる白いカンマ状の形や色が失われていることがわかる．本例ではSBRが右2.4，左1.4と著明に低下している．

レビー小体型認知症の診断に必要な画像検査 ②
MIBG 心筋シンチグラフィー：心臓の検査で脳の評価をする

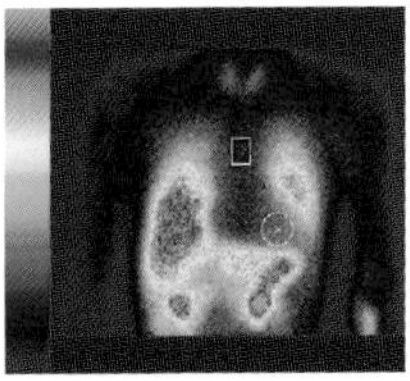

前期像

	H/M	正常参考値
標準 ME	1.79	2.2
施設条件	1.73	

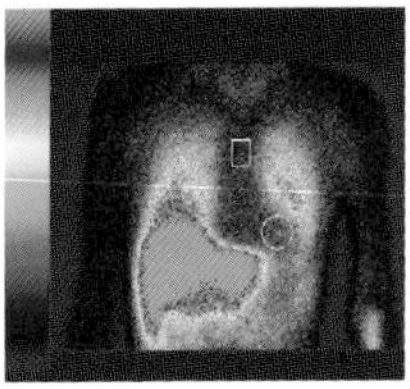

後期像

	H/M	正常参考値
標準 ME	1.32	2.2
施設条件	1.29	

Q. 認知症なのにどうして心臓の検査をするのですか？

A. パーキンソン病やレビー小体型認知症の原因蛋白質 α-シヌクレインは脳以外の神経にもたまります．心臓の交感神経にこの蛋白質がたまると心臓(H)と縦隔（M）の比率（H/M比）が，2.2 以下になります．パーキンソン徴候が出る病気には，脳血管障害が原因の血管性，薬剤性，外傷性，一酸化炭素中毒などたくさんあります．しかしこれらの病気ではこの検査は正常です．

レビー小体型認知症 画像検査 ③ 脳血流 SPECT

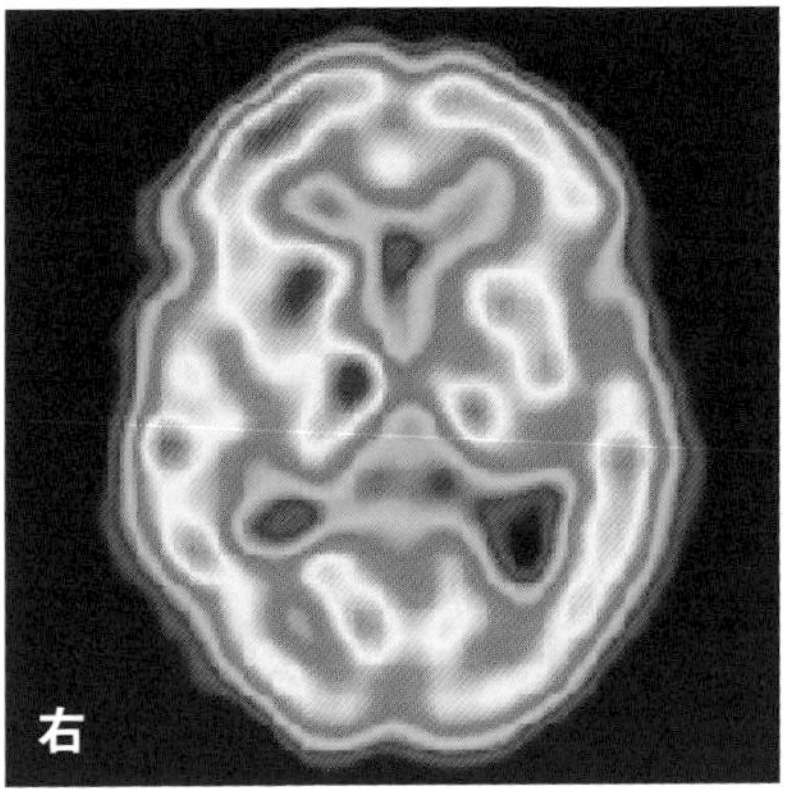

同一患者の脳血流SPECTは，後頭葉の血流が低下しています．これはレビー小体型認知症の典型的な画像所見です．

みなさんは，この画像所見から患者に生じるありありとした幻視をイメージできますか？

血管性認知症診断に必要な画像検査
大脳 MRI　FLAIR 画像：脳梗塞の分布を知るのに好都合

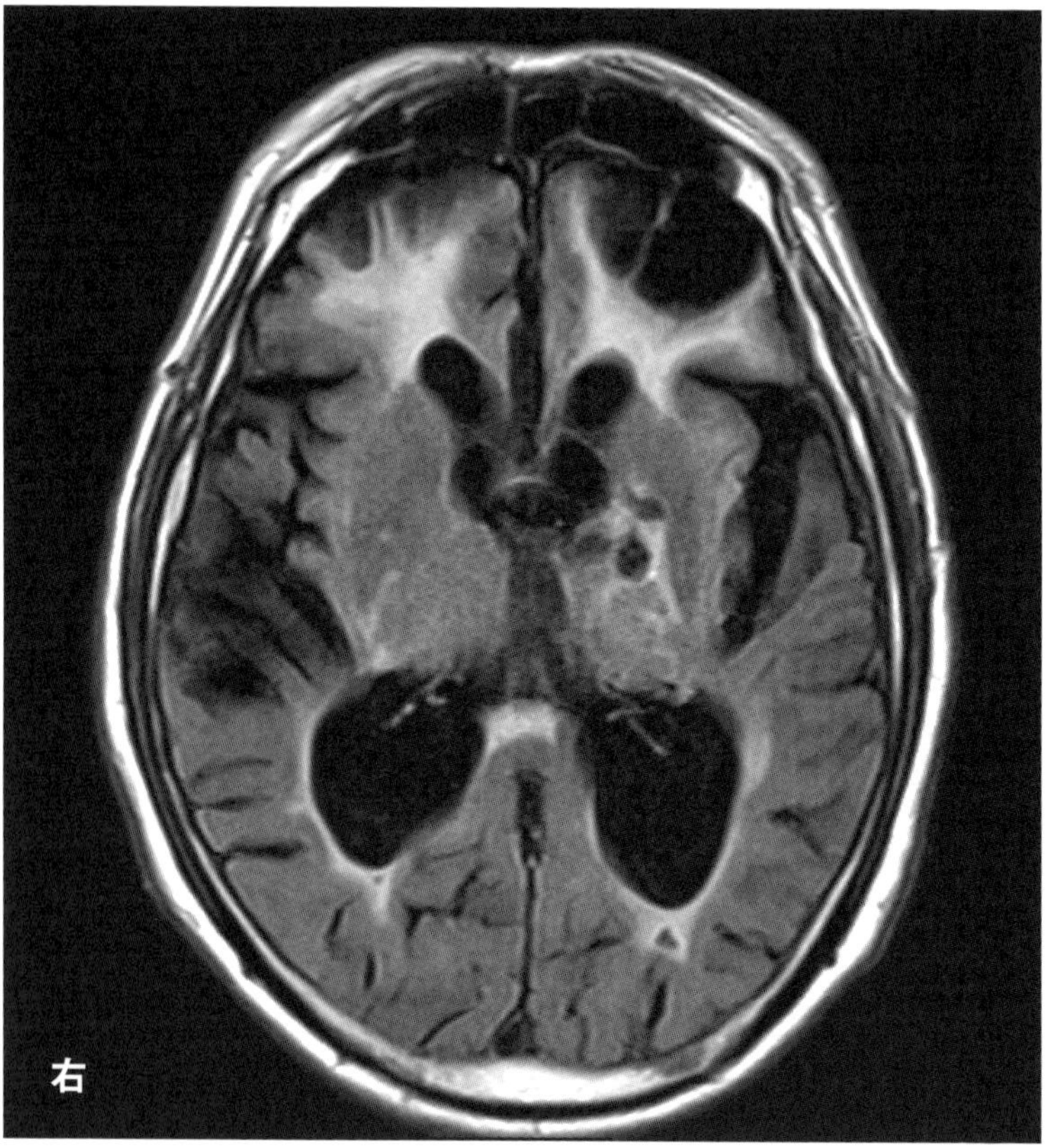

肺炎で入院した82歳男性は肺炎改善後，セクハラ行為を繰り返した．若い女性看護師は傷つき，警備員が呼ばれ早期退院が検討された．

しかし大脳MRIで広範囲に脳梗塞があり，前頭葉中心に萎縮していた．血管性認知症は前頭葉の抑制機能と判断力の低下をもたらし，知的な患者の理性的な振る舞いを封じた．われわれは障害を知らなければ対応を間違える．この画像は障害を知ることの大切さを伝えている．

その3　精神医学から診る——家族関係や過去の体験から認知症を診る

「精神科の立場から認知症を診る」というのは、患者の生い立ちや生活、現在の精神状態、家族との関係、家族の生活やともに過ごした時間から、患者の精神状態の評価を行う診断方法です。

これまで述べてきたように、患者とその家族の関係をその場の雰囲気や言葉遣いで読み取ることも、「精神医学から診る」という手法になります。

一方で、多くの医師は病気の患者を前にすると病気しか診ません。言い換えると、「表出」(表に出てきたこと) しか診ないのです。しかし精神科医は、その表出の裏にある「体験」を診ます。この「体験」があっていまの「表出」があると考えるのです。この考え方はわたしのような内科医や一般の方にはなかなか理解しにくいので、少し説明を加えてみましょう。

「表出」とは客観的に見える事柄で、精神医学では興奮しているとか、暴れているといった具体的な行動がこれにあたります。一方、「体験」は内的体験ともいわれ、患者のこころの中のことです。つまり、その精神世界で考え、感じていることを言葉で表現してもらい、治療者がその言葉の意味を患者の生活史や環境と照合し理解することが大切です。医師は体験を知らなければ、表出した症状の意味も解りません。

たとえば統合失調症の患者は、投薬すると内的体験が変わり、恐怖心が減り、殺されることも監視されることもないことが解ると症状がよくなってゆきます。しかし、投薬した医師は容易に患者の「表出」は評価できますが、「体験」を評価するには一定の技能が求められます。つまり、症状が紡ぎ出される背景に何があるのかを感じ取るのです。しかし、多くの認知症を診ている医師や家族は、「表出」しか見ようとせず、無意識のうちに「認知症だから聞いてもしょうがない」と思ってしまい、認知症患者の声に耳を傾けようとしなくなります。ここで具体例を挙げてみましょう。

●自宅の戸を直しに行きたいと言ったFさん

81歳のアルツハイマー型認知症の患者Fさんは、妻（82歳）とともに施設に入所しています。ある日の夜中、Fさんが急に起きだして落ち着かなくなりました。眼をカッと見開

いて、手で膝をどんどんと叩き鳴らし、

「いまからここを出て家に行かないといけない！　すぐに行かないといけないんだ‼」

と大きな声で叫ぶと、上着を着て出かけようとしました。妻はとっさに、

「家に行って何するんですか？」

と聞きました。するとFさんはこう言うのです。

「戸板を直しに行くんだ！」


約60年前、2人がまだ20代の若い頃、建てつけの悪い古い家に住んでいました。戸が古く、雨風が吹くとばたばたと動いてうるさく、夜も眠れなかったそうです。Fさんはある日、ベニヤ板を3枚買ってきてその戸に釘で打ち付け、修理したことがあったのです。

妻はそのことを思い出し、「あのことを思い出して、心配になって急に出かけると言いだしたのかもしれない」と考えました。そこで機転を利かせ、Fさんに息子が建設中の新しい自宅の写真を30枚ほど見せました。そして「大丈夫、息子たちはこんなに立派な家に住むのよ。わたしたちはこの施設に住んでいるのだし、もう古い家のことは心配ありませんよ」と何度も何度も諭したのです。

するとFさんは「あ、そっか」と言って何事もなかったかのように落ち着きました。

いまではFさんの机の上には建設中の息子の家の写真が何枚も飾ってあるそうです。

外来でそのことをご本人にお聞きすると、

「本当にね、古い家で、ばたばたうるさかったんだよ。それが心配で心配でね。なんとかしないといけないいってずっと思っていたんだ！」

そうおっしゃっていました。

「責任感のある立派なお父さんですね。凄いじゃないですか！」

過去の苦い経験が良き思い出に書き換えられると、Fさんが夜中に飛び起きることはなくなりました。


この外来でのやりとりがFさんの大脳にどのような変化を起こしたのかを考えてみましょう。しっかりした戸を買えるほど裕福ではなかった時代のこと。家族に引け目を感じていたFさんのネガティブな記憶は、大脳の扁桃体に封じ込められていました。それが人生の最後を迎え、未完の経験としてよみがえってきたのです。そのネガティブな記憶を本人の言葉で扁桃体から引き出し、「家族想いの良き父親であった」という良い解釈に変えて、返してあげます。こうすることで、再び夜中に嫌な記憶とともに飛び起きることはなくなったのです。

患者を一番よく知っているのは家族

高齢者や認知症患者はいままでの自分の人生を振り返ります。そして過去にうまくいかなかったことをもう一度やり直し、解決してから人生を終えようとするのです。未完の経験を抱えていると、何度も何度もその過去を解決したいという気持ちになり、それを解決するための行動に移してしまいます。責任感が強ければ強い人ほど、そう思うのです。

人は未完の経験を抱えながら生き、死ぬ前にそれを解決しようとします。そのための行動が、「夜中に突然、外出しようとする」というように、傍から見ると異常に見えてしまいます。けれど患者本人にとっては、これはきちんと筋の通った行動なのです。

もしもわれわれ医療関係者が同じ場面に遭遇したらどうするでしょう。何の理由も聞かず「大丈夫ですよ」と言い続けるでしょうか？　もしくは、「周りの人に迷惑をかけるからこれはせん妄だ」という大義をかざして抗精神病薬を投与するでしょうか？　それとも一緒に廊下を歩いて、落ち着くのを待つのでしょうか？　はたまた話をそらして「一緒に大福でも食べましょう」と言って時間を稼ぎ、外出することを忘れるまで待つのでしょうか？

これらの対応で、Ｆさんは一時的に外出をやめるかもしれません。しかしいずれまた同じ気持ちになって、夜間に急に外出するという行動に出るでしょう。なぜなら、行動の根本にある本人の不安な気持ちが何も解決できていないからです。

仮にＦさんと妻の関係があまりよくない場合はどうでしょうか。夜中に外出しようとするＦさんを見て、若い頃の出来事を思い出すこともなく、また主人が変なことを言いだした、と医師に投薬を依頼するかもしれません。

認知症患者の言葉や行動には、一見、不可解に見えても必ずなんらかの意味や訴えが隠れています。ですから患者を看るためには、その場その場の状況と、いままでの本人の生活や人生を考えて、どう対応していくかを紡ぎださなければなりません。

患者をよりよく知っているのはわれわれ医療者ではありません。患者と人生をともにしてきた家族です。是非、家族の方には患者の言葉や行動にどんな意味があるのか、それまでの人生を振り返り、考えていただきたいのです。それがよく解らなければ簡単な言葉で直接患者に聞いてみてください。認知症の医療や介護にはイマジネーションが必要です。最終的には、家族ひとりひとりが最も優れた結論を導きだすものです。わたしはそういうシーンをたくさん見てきました。

夜中に戸を直しにいこうとしたFさんのケースは、まさに家族が精神医学的なものの見方をして自ら解決策を出した素晴らしい例です。Fさんの場合、「表出」は「夜中に外出しようとした」ことであり、「体験」は「建てつけが悪い旧住居の戸をいつも直したいと思っていた」にあたります。認知症であることを承知しながらも、妻は「家に行って何をするのですか?」と患者に敬語で尋ね、その受け答えからいままでの「体験」を予想し、抗精神病薬を使用せず解決しています。表出・体験の考え方を知らずとも、妻として夫の人生を振り返ることで行動心理症状を治してしまったのです。このようにとっさのときに柔軟な対応ができる家族を増やしていくことが、わたしの認知症医療の理想です。

このように、**老年医学、脳神経内科学、精神医学から診る考え方を融合させ、①日常生**

活から認知症を見つけ出し、②大脳の障害部位を明らかにし、③解決法を家族と一緒に考えるのが、われわれの目指す認知症科の医療になります。

では次にこれらの3つの考え方に最新の基礎研究の知識を結びつけてみましょう。

アルツハイマー型認知症とレビー小体型認知症の早期診断・超早期診断

脳は頭蓋骨の中の液体に浮いていて、その重さを軽減させ、脳を外部の衝撃から守っています。この液体を髄液といいます。

髄液は大脳の成長や老廃物の排泄に関係します。大脳は日常機能で必要がなくなった老廃物、つまり異常な蛋白質を髄液にたくさん排泄しています。そこで髄液内の異常な蛋白質を検査で測定することによって、アルツハイマー型認知症やレビー小体型認知症の超早期診断が可能になるのです。

アルツハイマー型認知症は発症する約25年も前から大脳にアミロイドβ42蛋白質を蓄積します。一方、髄液中ではアミロイドβ42蛋白質が低下するため、これを確認することでアルツハイマー型認知症の超早期診断が可能になります。

ここで糖尿病を例に、髄液診断の意味を考えてみましょう。糖尿病は症状がなくても血糖値が高ければその診断は可能です。症状がなくても、高血糖を放置しておけば動脈硬化が進行し、腎臓や神経、網膜などに大きな障害をもたらします。その臓器の症状が出てから糖尿病の治療を開始しても遅すぎるのです。同様に、アルツハイマー型認知症でも、その症状が出てからでは遅すぎるので、脳のアミロイドβ42蛋白質が変化したら早めに診断して対策を立てるのが最近の考え方です。つまり、糖尿病で血糖値が上がりだした状態は、アルツハイマー型認知症で髄液のアミロイドβ42蛋白質が下がっていることになります。すでに研究では血液の微量なリン酸化タウ蛋白質の測定でも診断が可能であり、これが一般化すれば、より超早期診断にはずみがつきます。

一方、レビー小体型認知症はα-シヌクレインという蛋白質が大脳皮質にたまって発症します。この病気は、脳血流シンチグラフィーやドパミントランスポーターシンチグラフィー、MIBG心筋シンチグラフィーといった特殊な画像解析によって早期診断が可能です。また、超早期診断には、髄液のα-シヌクレインの低下や、腸管や皮膚の生検（組織の一部を採って顕微鏡で調べる検査）が試みられていますが、まだ一般的ではなく、今後の成果が期待されています。

このように治りにくい認知症も早期に診断し、いかにリスクを抑え込むか、という時代になりました。

超早期診断が人生に与える影響

ここでひとりの患者を紹介しましょう。髄液検査での超早期診断がその後の人生に影響を与えた方です。

●わたしは会社の後継者を決めたほうがいいのでしょうか？

72歳のOさんは、いくつもの会社を経営しています。大きな商談のときには、常に現金決済。100万円近くのお金をいつも持ち歩いています。最近、その大金をどこかに置き忘れてしまうようになりました。さらに妻から怒りっぽくなったと指摘され、わたしの外来に訪ねてきたのです。

診察すると内科的、神経学的所見では異常は認められませんでした。前頭葉や頭頂葉の障害を示唆する所見はなく、ＭＭＳＥ－Ｊや改訂長谷川式簡易知能評価スケールはほぼ満点で、ＭｏＣＡ－Ｊも正常でした。

大脳ＭＲＩでは、大脳の萎縮はなく脳梗塞もありません。脳血流シンチグラフィーにも問題はなく、脳波も正常でした。一般的な医療では、ここまでやれば正常と判断し、「しばらく経過をみましょう」と言うでしょう。

しかし、患者の問題は何も解決していません。患者が知りたいのは、「自分は会社の後継者を決めたほうがいいのかどうか」だからです。

そこでわたしは、なぜ現金を置き忘れてしまうのかを調べるために、さらに詳細な高次脳機能検査を行いました。

知能検査であるウェクスラー成人知能検査（ＷＡＩＳ－Ⅳ）と、記憶力を調べるウェクスラー記憶検査（ＷＭＳ－Ｒ）です。認知症科では軽度認知障害（ＭＣＩ）と診断するときや、さらに軽症と判断された場合には積極的にこの２つの検査をやっています。

ＷＡＩＳ－Ⅳから知能指数、つまりＩＱを算出すると全ＩＱは１２０と高値でした。Ｏさんは優れた知能の持ち主だということが解ります。

次にＷＭＳ－Ｒでは、高いＩＱに比して記憶力の低下が目立ちましたが、異常ではありません。ただし、その記憶力の低下は情報量が多くなると急激に目立つ傾向がありました。

そこでわたしは、
・多くの仕事を抱えず、ひとつひとつ確実に仕事をこなすこと
・秘書をつけ、スケジュール管理を行い、キャッシュは持ち歩かないようにすること
を提案しました。

さらにWMS－Rのデータを詳しくみていくと、「論理的記憶Ⅱ」という項目が軽度低下していました。これはアルツハイマー型認知症で低下が著しくなる項目です。

そこでアルツハイマー型認知症が隠れている可能性があると考え、髄液検査を行いました。しかし髄液のアミロイドβ42蛋白質は正常であったため、アルツハイマー型認知症に移行する可能性は低いと判断しました。この結果から、Oさんには、

「会社の後継者の選定には、まだまだ十分な時間が取れますよ」

と伝えることができました。

またOさんにはサルコペニアと糖尿病はありませんでしたが、軽度のインスリン抵抗性がありました。これは糖尿病の前段階でインスリンの働きが十分ではなくなっており、放

置するとアルツハイマー型認知症に移行しやすくなります。

そこで管理栄養士をつけ、摂取カロリーの管理を行いました。Oさんは身長168センチに対し体重85キロと肥満だったので、飲酒を半量にし、毎食の緑黄色野菜の摂取を勧め、空腹時には果物をとるように指導しました。

その後、Oさんは多くの仕事を一度にこなすのをやめたことでミスが減り、現金の置き忘れや怒りっぽくなることもなくなりました。

また自主的に運動するようになり、筋肉量を維持したまま78キロまでの減量に成功しました。

Oさんの場合、「認知症ではないのでしばらく様子をみましょう」といった対応ではその不安に十分寄り添ったとはいえません。彼が本当に知りたかったのは、「早めに後継者を決めたほうがいいのか」ということでした。それに対して「まだしばらく大丈夫でしょう」という答えが得られたからこそ、彼は安心して生活の改善にも取り組めたのです。

これが患者の不安に応える真の医療だと、わたしは思います。

ほかにも、65歳を契機に人生をリセットしたい、これからどう生きていくのかを決めるのに髄液検査をしたい、と多くの方が検査を受け、認知症に真剣に向き合っています。その気持ちに寄り添いながら、いまある髄液蛋白の情報と高次脳機能検査の結果から、われわれに何ができるのかを真剣に考えているのです。

ここで、実際に髄液検査による早期診断によって道が開けた例をまとめておきます。

・生前贈与や資産相続の問題を患者自身で判断し、早期に解決できた。
（認知症が発症した後の後見人制度ではお気に入りの弁護士を選ぶのも大変です）
・経営の後継者問題を解決できた。
（リスクをともなう仕事をいつまで抱えることができるかを一緒に考えました）
・大学教授などの知的職業の勇退時期を適切に示すことができた。
（ゼミの学生の論文を見る能力があるのか、授業はいつまで可能なのかを明示し、格好良く退官していただきました）

いずれも「髄液のアミロイドβ42蛋白質がアルツハイマー型認知症を発症する約25年も前から低下する」という医学的な知見を利用して導き出した結論です。

髄液検査は、症状が出るかどうかに怯えながら漫然と過ごすよりも、前向きで一発で結論を導いてしまう優れた検査であることが解るでしょう。

しかしアミロイドβ42蛋白質が変化していた場合には、細かな精神的なケアと発症予防が必要であることはいうまでもありません。早期に小さな変化に気づいていれば、やがて訪れる大きな変化にゆとりをもって対応できます。病気があってもなくても、いずれの場合もどこまで患者に寄り添えるのかが問われているのです。

第5章　認知症患者のこころはどうなっているのか

認知症患者のこころはどうなっているのか

健常者の多くは「認知症になると何も解らなくなり、不可解な行動を起こす」と思っています。駅やスーパーなどで大きな声を出して怒っている人や、周囲に溶け込めず、場にそぐわない人。そして彼らとコミュニケーションが取れないのは、自分たちに問題があったとしても、彼らが認知症だからだと思ってしまいがちです。認知症は常に悪者です。つまり、自分の周囲におかしなことが起こるとすべて認知症のせいにしてしまうのです。

たしかに認知症になると、直前のことを忘れてしまったり、いまいる場所が解らなくなり、言いたいことを言うのに時間がかかったりします。少しずつ脳の機能が落ちていると自覚し、一気に進行すると、やがて訪れるアイデンティティの喪失に怯えるようになります。そして、いまある脳の機能を精一杯使って「世間には迷惑をかけたくない！　まだ人の役に立てるはずだ」と思うのです。さらに、進行すればするほど自分が認知症であるという意識がなくなってゆきます。とくにアルツハイマー型認知症では明らかに病識が欠如します。

彼らは物事が憶えられないというハンデを背負いながら、それでも一生懸命に社会に溶け込もうとしています。ですから周囲が、行動がおかしいんじゃないかと思い、患者の行動に対して「違う！」「そうじゃなくて、こうでしょ！」と冷たい言葉を浴びせると、認知症患者は周囲の反応に驚き、自分ではなく周囲が誤作動を起こしたと感じるのです。

そのようなとき、状況を把握できず、つい大きな声を出したり、怒ったりするのは、自分を社会に受け入れてほしい、みなの仲間でいたいという悲痛な叫びなのです。ですから認知症患者に寄り添うためには、表に出てきた言葉や行動をそのまま理解するのではなく、その背後にあるこころを感じ取ることが大切です。

そして、社会一般が認知症患者を無意識のうちに排他的に扱ってしまう背後には、「認知症になると何もできなくなり、認知症患者は周囲に迷惑をかける人」という誤解があります。関わると面倒だ、大変だ、厄介だと思う偏見があるのです。そしてそれは認知症患者自身のなかにもあるため、こころの底に、認知症になれば社会から孤立し、家族に迷惑をかけるという大きな不安がつきまといます。

その大きな不安は自分の能力の低下にともなう大きな混沌と、不確実な未来に対する漠然とした気持ちでもあります。ですから、認知症に対する差別と偏見をなくし、認知症になってもいままでと同じような生活ができる社会環境の整備と国民への啓蒙がとても大切なのです。

今後の認知症患者の急増を思うと、社会に暮らすすべての人が高齢者や認知症患者の孤独と不安と悲哀を感じ取ることが必要です。

そしてなによりもわたしが伝えたいのは、いままで社会に貢献してきた人がわたしの前に認知症患者として現れたとき、社会との軋轢に疲れて行き場を失い、彼らの自尊心がボロボロに傷ついていることです。ですからわたしの医療は傷ついた自尊心をまず正常な状態に戻すことからはじまります。

この【希望回復作戦】を展開させるのに必要な情報は、患者の脳のどこがどのくらいの障害を受けて、何が苦手になっているのかを知ることです。いままで何を大切に生き、いま何が楽しくて生きているのか。そして、いま残された機能で何ができるのかを知ることです。

診察の際、わたしが心掛けているのは、なるべく患者自身の言葉で話してもらうこと。自分から話してくれない患者には、あらかじめ看護師が聞いておいてくれた職歴や趣味、どんな性格なのかを参考に言葉を紡ぎだしてゆきます。

「へぇ～、商社で海外を飛び回っていたのですか。もしかして英語、ペラペラですか？　長年、日本のために貢献されてこられてありがとうございます。素晴らしいですね！　でも、まだまだお出来になることはあると思いますよ。わたしにも世界中のいろいろなことを教えてくださいね！」

「そうなんです。35歳で赴任したマレーシアでは現地での取り引きが大変でしてね。移動の船の中で日本人を軽蔑するような言葉を言われて口論になったこともありましたよ」

「凄いですね。英語で喧嘩するわけでしょ？　日本への郷土愛もカッコいいじゃないですか……」

と、深く深く話を掘り下げてゆき、こうして和やかな雰囲気をつくります。そして高次脳機能検査の結果を頭に入れながら、いまもなおできることを見極め、積極的に行うように導きます。同時に患者が苦手になったことを克服する方法も家族に話してゆきます。

これが【希望回復作戦】です。たったこれだけなのに、いかに患者を前向きにさせるのかが非常に難しく、わたしはそれを身に染みて感じています。

患者は常に漠然とした不安を抱えています。決して不安を口にすることはなく、じっとうつむいています。ですからわたしから、

「なんとかなりますよ」

と言うと、患者は眼を大きく見開いてこう言ってくれます。

「先生、ありがとうございます！」

【希望回復作戦】には強固な信頼関係が必要なのです。

認知症患者は原始脳だけで生活している

大脳の表面に拡がる「大脳新皮質」は、左側で思考、判断、意思や感情をつかさどっています。そして、本能や自律神経、感性・記憶の機能は右側にあります。

人間は大脳新皮質によって環境への適応性や社会性を得ます。けれども認知症患者の大脳新皮質はさまざまな障害を受けてしまっているためうまく働かず、彼らは大脳辺縁系《だいのうへんえんけい》で生活しています。

大脳辺縁系は生命維持や本能行動、情動行動や感性に関わる脳で、「原始脳」と呼ばれています。そのため認知症患者は、理屈ではなく感情がむき出しになってしまうのです。

だから自分では正しいと思って言ったり、行動したりしたことが、「それは違う」「こう

図5　大脳辺縁系と新皮質

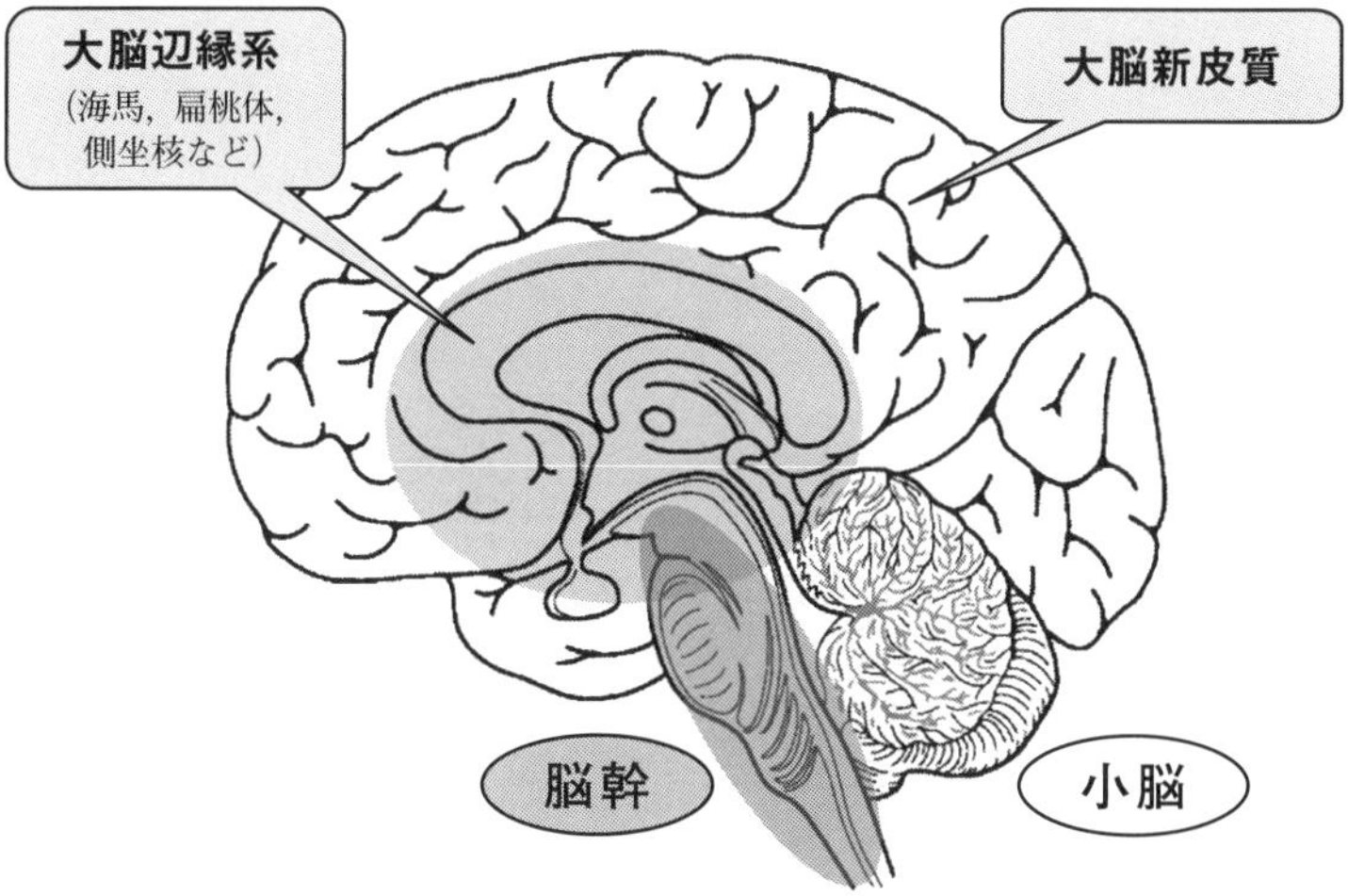

しなきゃだめ」と言われても理解できず、「自分は冷たくされた」「いじめられた」という感情しか残らないのです。

記憶をつかさどる海馬も大脳辺縁系に含まれますが、アルツハイマー型認知症ではその海馬が最初に侵されます。つまり、認知症の患者は記憶があいまいなまま、現実社会とはなんとなく違和感がある状態で、必死に何かを感じ取ろうと生活しているのです。

患者がしばしば「なんとなくあたまがモヤモヤする」というのは、まさにこの状態です。

しかし、彼らは周囲の人たちが親切にしてくれたり、愛情をもって接してくれたことは十分に感じ取ることができます。

医学は病気を治すためだけにあるのではありません。健常者と患者の間で生じた能力のギャップを理論的に評価するためにも必要です。こうして、できることとできないことを見極め、患者と家族の絆を取り戻す強力なツールが認知症医療だとわたしは思います。

認知症になっても感情は残る

認知症の症状は時が経つにつれて進行していきます。しかし、感情はあまり障害されず、かなり末期の段階まで残っています。

「もの忘れ」はだれにでも起こります。しかし、なかなか思い出せないと不安になるように、認知症の人たちも、「常に」頭の中に漠然とした違和感があり、不安な日々を送っています。しかし病気だという認識はなく、自分ではちゃんとできていると思っているのですから、周囲から間違いを指摘されても理解できません。そんなアルツハイマー型認知症患者の不快や不安は、間違いを指摘されればされるほど増してゆきます。

レビー小体型認知症患者には見えるリアルなおさげ髪の小学生の女の子。それを否定されたときの気持ち。実際にいると思っていたら、ふとした瞬間にいなくなってしまう恐怖。

どうしてもいらいらしてしまう自分の気持ちを抑えようと同じ行動を繰り返し、こころの安定を図ろうとしている前頭側頭型認知症の患者。それなのにその行動を妨げようとされたら、怒りがこみ上げてきても不思議ではないのです。

このように認知症になったときの気持ちは、その中核症状から類推すれば、われわれにも容易に理解できます。決して楽な病気ではありません。なにより本人自身が日々つらい思いをしているのは明らかです。そして、認知症高齢者をさらに生きにくくしているのは、世間一般が抱いている認知症患者への誤解であることを改めて知ってほしいのです。

「認知症になったら何も解らなくなるからそのほうが楽だ」という言葉がたまに耳に飛び込んできます。そう発する人には病気で苦しむ人の姿は決して見えていません。**認知症の障害は目に見えるものではなく、その人の気持ちになってはじめてこころで感じるものなのです。**

患者が発する言葉の意味を読み取る

前頭葉の判断力、海馬の記憶力、言語中枢が侵され、その各々をつなぐ神経ネットワークに障害が起こるのが認知症です。そのため患者自身が感じた苦痛をわれわれに伝える場合、どうすればいいのか解らない、いま感じているこの苦痛をどういう言葉にすればいいのか解らない、やっと言葉を思いついてもすぐに忘れてしまう、ということが往々にして起こります。「苦痛である」ということを最小限の言葉でしか言い表すことができないのです。われわれはその少ない言葉から、本当に患者が伝えたいことを読み取らなければなりません。

認知症は究極のコミュニケーション障害

いつしか、われわれは目を合わさずに話すようになった。

たくさんの情報を早口で伝え、あるいはスマホをいじりながら、
うわべだけのやりとりをする。

やがて会話が面倒になり、
自分のこころが見透かされているようで引きこもった。
究極のコミュニケーション障害をもつ認知症患者。

彼らを仲間として迎え、
共に生きていくために、
われわれはどうすればいいだろうか。

言葉のイマジネーションのなかに生きる

軽度のアルツハイマー型認知症と診断された70歳のNさんは、自分で会社を立ち上げて

成功した努力家です。外来にスーツ姿で礼儀正しくお見えになります。そんな彼は「あたまがガンガンする」と訴え、脳神経外科の病院をいくつも回ったのに薬が効かないと言います。頭部のＣＴは正常であり、「ガンガンする」という言葉は拍動性頭痛と解釈され、片頭痛の診断を受けました。しかし片頭痛に有効なトリプタン系の薬剤やさまざまな鎮痛薬を内服してもまったく効きませんでした。そんな彼をわたしが診察すると、やはり神経学的所見には異常はなく、頭部の画像診断にも異常はありません。

「いつ頃、何をされているときにガンガンしますか？」

「うーん……とにかくガンガンするんです」

「あたまのどの辺がガンガンしますか？」

「全体です。とにかくガンガンするんです」

家族の方は「調子が悪くて一日寝ていることもあります。そのときもガンガンすると言っています。でも食事はとれていますし、平気な顔をしていることもあります」とおっしゃいました。

ここでわたしは「ガンガンする」という意味が「痛み」ではないと解りました。前医では、「ガンガンする」という言葉がいつしか『頭痛』という言葉に置き換えられ、『頭痛の原因精査と治療』という内容にすり替えられていたのです。

Nさんの認知機能であれば頭痛という表現は使えるはずですが、いままで一度も頭痛がするとはおっしゃっていません。おそらく認知症と診断されてこれからの将来を心配されているのか、もしくは記憶がうまく働かないあたまの違和感を訴えているのだと解りました。わたしは「大丈夫です。なんの心配もいらないですよ」と優しく語りかけ、気持ちを抑える効果がある漢方薬の抑肝散《よくかんさん》を少量、処方しました。

次にNさんが外来へ来たときには「少しいいみたいです。でもまだガンガンします」とおっしゃられ、さらにごく少量の非定型抗精神病薬を投与しました。するとNさんはその後、「ガンガンする」と訴えなくなりました。つまりNさんは「認知症と診断されて心配して困っている」ということを伝えたかったのでしょう。しかし適当な言葉が見つからず「あたまがガンガンする」としか表現できなかったのです。

このように認知症では多くの言葉が失われ、限られた言葉でしか表現できなくなります。簡単にいうと、いままで100の単語が使えていたのが50になり、やがて10になり、1になってゆくのが認知症です。そのため認知症患者が発する言葉には、われわれがそのまま受け取る意味とは異なる本心が隠れている場合があります。

大切なのは彼らが発する言葉の意味を、われわれの世界の言葉と同じように解釈せず、患者が本当に伝えたいことを想像することです。発言内容をそのまま丸呑みして解釈するのではなく、いま目の前の人が何を伝えようとしているのか、その表情や雰囲気、しゃべり方、目つきにまで細心の注意をもって汲み取ってあげてください。そのうえで目の前の言葉を、われわれの日常用語に置き換えるとどういう意味になるのかを考えてください。**理性を捨て、こころの感性を磨くのです。**認知症患者と接するためには自分の想像力を豊かにする必要があります。間違いを指摘せずに包み込むように受け入れてあげてください。

認知症の方を受け入れる側の度量の広さは、行動心理症状を抑え込む抗精神病薬の投与量を変えてしまいます。認知症患者の家族が外来へ「最近、怒りっぽくなっているのでお薬でなんとかしてください」と相談に見えることがあります。そこでわたしが問うのは、「患者が怒る理由は本当にないのですか?」ということです。前頭葉に障害が出ると感情のコントロールが難しくなってすぐに怒るようになります。しかし認知症である前に患者もひとりの人間です。言葉が理解しにくくなっているところに何の配慮もなく話しかけ、答えを急がせればだれでも怒ります。判断力が鈍くなっているのに結論をせかせばパニックになるのは当然です。

患者が苦手になっている状況を理解したうえで、家族も対応の仕方を変えなければなりません。それが自然にできるようになると、介護家族の苦しみは一山越えたようなものです。あれほどコミュニケーションで苦しんできたのに、いまはまったく問題ないという家族はたくさんいます。

家族が苦しいときは患者も苦しいのです。どちらが一方だけ苦しいなんてことはあり得ません。怒りはSOSのサインでもあります。抗精神病薬で脳の機能を落とすことは簡単ですが、本当に大切なのは患者の気持ちを拾い上げ、怒りの背後に何が隠れているのかを家族と医療者が一緒に考えてゆくことです。不必要な投薬はやめ、人間としての原点に戻るべきなのです。

日本語の構造が認知症患者とのコミュニケーションを困難にさせる

患者とコミュニケーションがとりにくくなり、われわれの何気ない言葉や振る舞いが、さらに認知症の症状を悪化させてしまうことがあります。それには、日本語という言葉の構造や、自己主張を少なく控えめに生きることが日本人としての美学だといった価値観にも関係しているように思います。

谷崎潤一郎は『文章讀本』の中で日本語と英語を比較して、次のように述べています。

日本語は少ない言葉で意味を伝えるようにできており、英語のようにたくさんの言葉を積み重ねて伝えるようにはできていない。さらに、こころが誠実であれば黙って向かい合っていても自らそれが相手の胸に通じる、千万言を費やすより暗黙の了解のほうが貴いのである、と。

つまり谷崎は、日本語では少ない言葉の中から、相手が表現しきれなかった事柄を想像することが大切だと説いています。よくいわれる「行間を読む」という〝場を読む力〟が日本語には必要なのです。この本は１９３４（昭和９）年に発行され、多くの人に読み継がれてきた名著です。

一方、介護する現代のわれわれはどうでしょうか。受験を経験し、ネット世界に生きるわれわれは、多くの情報を短時間で正確に入手し、的確に相手に伝えることが賞賛されてきました。谷崎が指摘した日本語の美学とは異なることが解ります。

「言わなくても解り合えるだろう」と思う認知症発症世代と、「話さなければ解り合えない」と考えるわれわれの世代では、コミュニケーションに対する考え方や方法がまったく異なっているのです。

そのうえ認知症を発症すれば、患者の語彙数はさらに少なくなり、大量の情報を処理する介護世代とのコミュニーケーションギャップはさらに拡がります。このように、黙して語らずともその思いは伝わる、という日本人の気質と日本語の構造上の問題に加え、時代とともに増えてきた情報量が、認知症患者とのコミュニケーションをいっそう難しくしているのです。

認知症患者が求めるコミュニケーションの柔軟性

大量の情報量を処理する大脳新皮質、感情と直接つながる大脳辺縁系。認知症の患者の大脳新皮質はアミロイドβ42蛋白質やリン酸化タウ蛋白質、脳梗塞などでボロボロになっています。ですから、情報を多く含んだ言葉は理解ができず、大脳辺縁系を通して感情に語りかける必要があります。しかし、病状によって大脳新皮質の障害はさまざまですから、その患者の反応や言葉の種類によって、その障害の程度を推し量ってゆきます。そして、障害の程度によって、こちらが発する情報と感情に訴える雰囲気づくりの割合を臨機応変に変えてゆくのです。なぜなら、大脳新皮質が保たれている人にひたすら感情に訴えてしまうと「おれを馬鹿にするのか！」という怒りを誘ってしまうからです。

わたしが病状説明をするときには、家族には理論的にできるだけ多くの情報で説明することに徹しますが、進行した患者には、本当に簡単な言葉と雰囲気づくりで安心してもらうようにしています。

そうです。

認知症患者とのコミュニケーションは、相手の反応を見ながら柔軟に情報量を変え、そして感情に直接話しかける細かな配慮が必要なのです。

図６　認知症患者とのコミュニケーションは
大脳辺縁系と大脳新皮質を理解することが大切

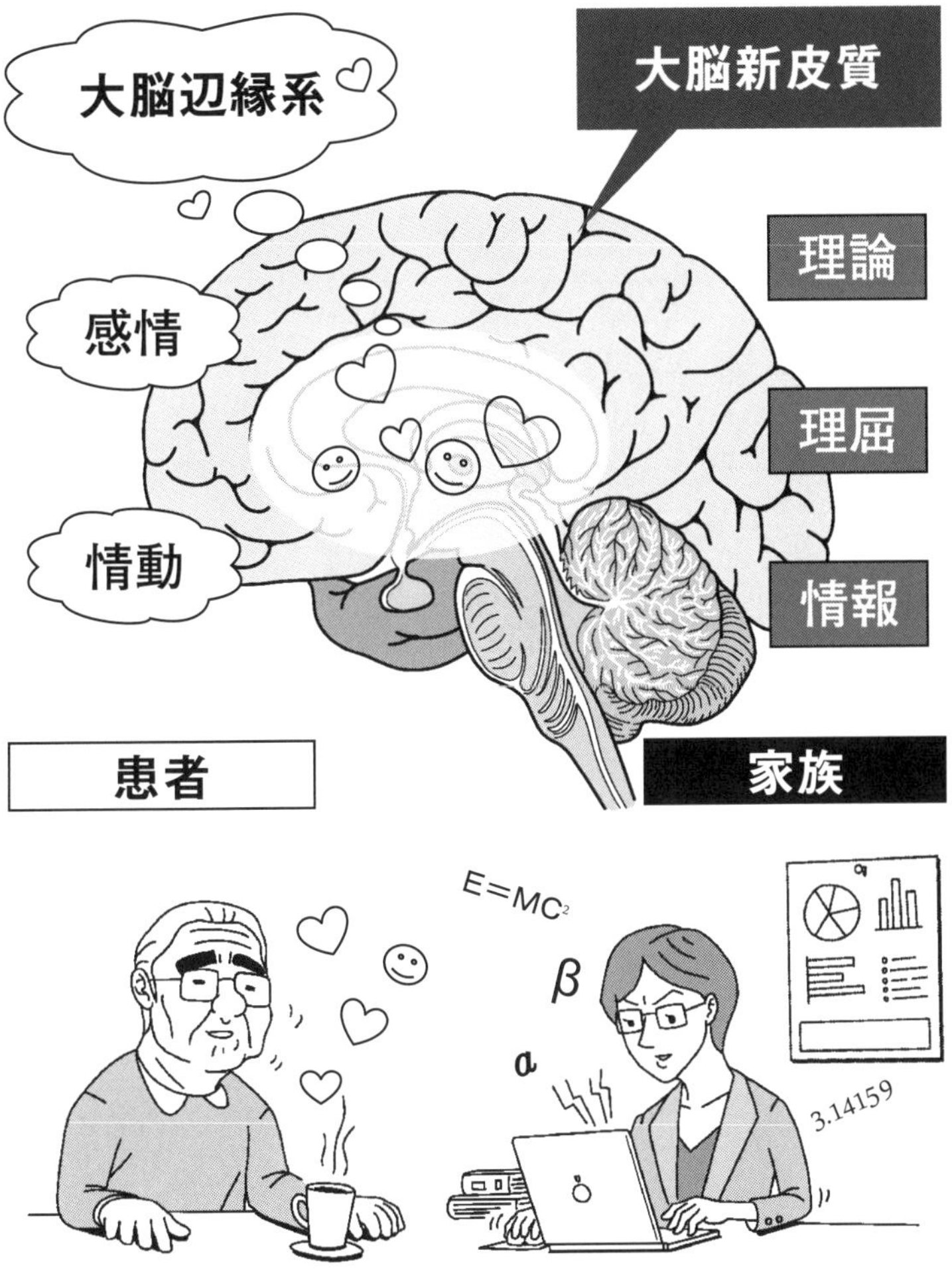

患者のありのままを知るひとつの方法

わたしは第1章冒頭の診療風景で、患者と呼吸を合わせるシーンをお伝えしました。しかし、そんな話を看護師にすると決まって同じ質問を受けます。

患者さんと呼吸が合わないのですがどうすればいいのですか。

目の高さを合わせたり、患者の得意な話をすることは慣れれば簡単です。しかし、呼吸だけは難しい。でも、できるだけ合わせてほしいのです。しかし、物理的に息が合えばいいというものでもありません。それはどういう意味でしょうか。

「相手の気持ちになって考える」ということは「わたしだったらこう思う」とか、「こんな方法がいいんじゃないか」と提案することとは違います。「相手のこころや身体で起きていることを感じ取る」ということです。しかし、呼吸を合わせるよりももっと難しい。

たとえ呼吸が合わなくても、相手の呼吸に合わせようとする。そのこと自体が、相手を尊重し相手の立場を思いやることに繋がるのです。自分の自律神経のリズムを相手の自律神経に同期させてまで、相手のことを思っているということ。つまり、呼吸を合わせるという行為自体が、自分のこころを相手のこころに合わせようと試みていることになるのです。その気持ちが相手に伝わり、ミラーリングの本当の効果が生まれるのです。

認知症になってもできること、認知症に対してできること

認知症になると、いままで仕事や家事など普段何気なくやれたことが徐々にできなくなります。今日はたまたまうまくいかなかったとか、体調が悪かったからだと自分に言い聞かせ、つぎはうまくやろうと思うのです。しかしまた失敗、また失敗。自分で失敗と気づかないことも多くなってゆきます。仕事や家事の不手際が目立つようになると、周りの人たちからも指摘されるようになり、悔しくてどうしていいか解らず、漠然とした不安を常に抱えるようになります。その結果、やがて自信を失い、迷惑をかけるだけの自分は存在価値がないものだと思い込み、引きこもってしまいます。

ですから周囲の人間は、彼らに「失敗してしまった」と思わせない配慮が必要です。なぜなら認知症の方は自分たちを変えることができないからです。彼らは、その場に合った

適切な対応をすることができません。ですからわれわれ周囲の人間が、彼らの行動を受容し、柔軟に受け止めることが大切です。

認知症という病気の中核症状は、記憶や判断といった知的機能・認知機能の障害です。しかし、知的な機能のすべてが一度に失われてしまうわけではありません。以前から憶えている知識や、印象深かった出来事の記憶はまだまだ残っています。とくに、家事や趣味などご本人がそれまでの生活でずっと続けていたこと、楽しんでやってきたことは、身体が自然に動くようにその人に染みついています。それをわれわれが見抜き、やるように導き、うまくできたら褒めてあげることはご本人にとって嬉しく、自信にもつながります。

ですから、「認知症だから」と何もかも家族がやってしまうことはやめましょう。認知症患者からできることを奪ってはいけないのです。介護する側が神経質になりすぎてもいいことはありません。失敗してもいいのです。あたたかい雰囲気をつくりだして見守ってあげてください。失敗しそうなときにさりげなく手を差し伸べることができれば、それは素晴らしいことです。

そして一瞬でいいから、「認知症を治そう」という意識を封印してください。認知症患者に期待するのはやめてください。認知症を治そうと思うことと、認知症の患者に何かを期待するということは、認知症のありのままを受け入れていないということです。受容ができずに頑張って治そうと思うと、苦しんでいる患者を再教育し、誤りを指摘し、自分の意志でコントロールしようという気持ちがつい出てきてしまいます。患者の言葉と行動をすべて受け入れ、その背後にある家族や社会の問題が何なのかを十分に検討してから、認知症を治そうと思ってください。そうです。認知症患者との生活は、目の前の患者のありのままを認め、そのこころを知ることからはじまるのです。

どのように告知すればいいのか

読者のみなさんのこころの中にも無意識のうちに認知症への誤解と偏見があることを受け入れたうえで、わたしがどのように患者とその家族に告知しているのかをお聞きください。

「認知症は自分だけの問題ではない。家族にも迷惑をかける。そのことを自覚することすらできなくなるのか！」

このように、はっきりとした判断力をもった人への「告知」と、もうすでに認知症がかなり進んでいる人への告知では状況が違います。

判断力があり、自分で解決しようとしている人にははっきり「告知」し、すでに発症し自信がなくなっている人には「認知症」という表現はあえて使わず「もの忘れが明らかにありますね」と言います。さらに本人が過剰に怯えているようであれば、家族だけに「やっぱりありそうですね」と明るく告知する場合もあります。現場の雰囲気と本人の目つきやしゃべり方などの身体情報、いままで大きな病気を乗り越えてきたかどうか、性格やどのような生き方をしてきたか、そして家族にどのように慕われているのかを参考に、目を合わせ、ときに握手し、言葉を選びながら話してゆきます。その言葉を受けたあとどんな気持ちになるのか、告知したあとの雰囲気はどうなのか。落ち込む患者をサポートしてくれる家族はどのような状態にあるのか、疲れているのか、しっかり支える度量の大きさがあるのか。これらを常に感じ取ってゆきます。一緒に前を向いて歩いてゆくタイプ、寄り添いながらでも歩いてゆけるタイプ、医療者がしっかり支えないとだめなタイプ。その家族その家族に合わせて雰囲気をつくります。

そしてなにより大切なことは、いまの大脳の機能でもできることを指摘することです。できないことを並べて「あなたは認知症です！」と言うのではなく、認知症だけれど「まだまだ周囲の人を楽しませることができます」「あなたがいることで救われる人がいます」「たとえ認知症が進行してもあなたの素晴らしさは変わりません」と、しっかり伝えることです。認知症の症状があまりにも進行し、言葉が理解できないと判断したら、言葉ではなく目つき、表情、仕草などノンバーバル（非言語性）の要素をすべて使って伝えればいいのです。是非とも認知症という困難をともなった診断と一緒に、たくさんの希望も手渡してあげてください。

そして最終的には、「あなたもそして家族も、わたしたちが支えます」と言葉を添えてゆくのです。

認知症と診断されたらどうすればいいのか

これまでわたしは、「認知症と診断されたときどんな気持ちでしたか？」と落ち着いた患者に何度も聞いてきました。

返ってきた答えは、「はじめは本当に絶望的な気持ちになりました」「目の前が真っ暗になった」「あたまがガーン！　という感じ」「これからどうしよう。不安と恐怖を感じた」

「取り残される感じ」「別の人間になってしまった」「もう終わりだ」「これでいじめられる」「世の中の隅に追いやられる」などなど。

こころに抱えた不安と恐怖がうまく言い表せず黙ってうつむいている患者もいました。時間とともにその不安と恐怖が消えると「なんでこんなことになったのだ」「変な遺伝子でもあるのか」「いままでの食事がいけなかったんだ」と思いはじめます。

このとき、わたしはその場の雰囲気を読みながら、こころのうちを言葉に置き換えてゆきます。


「認知症はだれでもいつかなる病気です」

「認知症になるほど長生きしたってことですね」

「最も大きな要因は加齢です。わたしもいつかそうなります」

「認知症はこれから迎える死を忘れさせてくれる優しさがあります」

「いままで頑張ってきましたね。これからはわたしたちに少しだけ手伝わせてください」

「今日も明日も何も変わりません。できることは自分でやってみてください。でも困ったときには『助けて』と言ってくださいね」

「脳の機能が少し弱くなっているようです。迷ったり、困ったり、周囲の状況を判断するのに時間がかかります。焦らないでゆっくりやってゆきましょう」

「助けをかりても恥ずかしくありませんよ」

「だいじょうぶです。安心してください。わたしもあなたを支えますから!」


わたしが認知症と診断した患者。その時はうつむいたまま何もおっしゃらなかった彼が2年後に当時の気持ちをこう表現されました。

診断したお前

このまえ、認知症だって診断された。アルツハイマーだって。

あのときは本当に暗闇だった。診断したお前が憎かった。

そして不気味で怖かった……。

でもいまはそれでよかったと思う。

自分の苦手なところとまだまだ得意なところもよく解った。
そして、何より困ったらだれか助けを頼んでもいいんだって解った。

おれたちは子供の頃から親に「人様に迷惑をかけるな」って言われて育った。
自分の子供にもそう教育してきた。
だから、なかなか助けを頼めなかったのかもしれない。

いまの自分だってそんなに悪くはない。
なんとかやってゆける気がする。
だってお前が、そう言うんだから。

認知症と診断されたあとに起こる変化

毎日の医師としての生活のなかで、外線電話がしきりに鳴る日があります。それはいつも、認知症患者や高齢者が事故や犯罪を起こした日の翌日です。

「ああ、井桁先生ですか。昨日、夕方に関西で起こった交通事故、ご存知ですよね。できれば認知症についてニュース番組でコメントしてほしいのですが、ご予定いかがでしょうか！」

認知症と診断されたら大変です。患者は自分の気持ちの整理がつかないまま、自分がいままで大切にしてきたものまで奪われる恐怖でいっぱいになります。

運転免許証もそのひとつです。

「先生、父ったら、このまえ先生に認知症の診断を受けたのに、何度説得しても免許を返納してくれません。なんとかしてもらえませんか？」

「とても難しい問題ですね。確かに今では認知症と診断されると運転ができないことになっています。しかし、視力が落ちても事故は起きますし、手足の動きが不自由になっても事故は起こります。そうやって、無理やり免許を取り上げれば、お父さんはうつになって認知症が進行するでしょう。医師としては、病気の診断がされるたびに患者が社会制裁まで受けるような社会では困るのです」

「先生、そんなことを言っても、事故が起こったら家族も責任を取らされるんですから。

このまえの鉄道の事故の裁判（２００７年12月、愛知県大府市で認知症の患者（91）が電車にはねられ死亡した。鉄道会社は患者家族に約７２０万円の損害賠償を請求し、一審の名古屋地裁は全額の支払いを命じた。その後２０１６年３月、最高裁は判決をくつがえし、家族の支払い義務を否定した）わたし、びっくりしました！　あとで支払わなくてよくなったみたいですけど……認知症の診断をしたのは先生ですから、運転免許を取り上げるよう警察への書類を書いてください!!」

娘さんのおしの一手にわたしもたじたじです。

残念ながらいまの娘さんのお気持ちでは、お父さんは決して免許を返納することはないと思います。それはなぜでしょうか。

痴呆という言葉を認知症に変えても人々の認識が変わらなければ差別や誤解がなくならないように、どんなに法律でがんじがらめにしても、患者の不安が取り除かれなければ免許を返納する人は増えないでしょう。やがて認知症の診断を恐れて病院に行かなくなり、免許更新の認知症検査に合格するために必死にもがく姿をわたしはたくさん見ています。そうなれば、むしろ認知症患者の事故が増えることすら予想できます。

幸いなことにわたしの外来にくる患者で自動車事故を起こした人も、免許を返納しなかった人もいません。彼らによく話を聞いてください。彼らが守ろうとしているのは、免許ではありません。口では運転できなくなるとか、身分証明がなくなるから困ると言います。しかし、それは本心ではありません。では、なぜ免許に固執するのでしょうか。

戦後、東京オリンピック（1964年）を契機にカラー放送が本格化し、カラーテレビが急速に普及しました。いわゆる「いざなぎ景気」になり、わが国は高度経済成長とともにめくるめく世界第二の経済大国になりました。その功労者がいま認知症を発症している世代です。彼らは戦時中に暗い幼少期を過ごし、社会人になると毎年給料が増加し、頑張れば好きなものが自由に手に入るようになります。ローンで家を買えば次は車です。そして、トヨタ・カローラや日産・サニーといった低価格の大衆車の発売によってマイカーブームが起こり、自家用車は国にとっても国民にとっても喜びと成功の証になりました。その後、自動車事故が多発するようになりましたが、いまでも車を運転できる高齢者は自分の運転技術に自信をもっている人が多いのです。そして多くの高齢者が語るのは、マイカーで家族と旅行した思い出と一家の主として家族を支えてきた自信と誇りです。そしてこうおっしゃいます。

「昔免許を取ったときと、いまもつ意味はまったく違います！」

そんな思い出や凛々しかった自分の若き日をもよみがえらせてくれる象徴が運転免許証なのです。そんなにも大切なものを、簡単に手放すとは思えません。

認知症。それは「認めて、知る」と書きます。それでは、何を認めて、何を知る、のでしょうか。免許を返したくない父親のありのままを認め、輝かしい思い出がつまった免許を返したくない、というこころを知ります。そうすれば、こんな言葉が出てくるはずです。

「いままで大きな事故も起こさずお疲れ様でした。毎日のように交通事故が起きているのに、何十年も無事故だなんてお父さんは本当に凄いね。そして家族のためにありがとう。いろんなところに連れていってもらいました。これからはわたしたちがお父さんの代わりに車を運転しますね。スポーツ選手と同じように最後の退き際が大切じゃないかな。いつまでもカッコイイお父さんでいてほしいから、自分で決められるうちに免許を返すか決めてほしいの。万が一、事故が起こって無理やり取られたら、いままでの素敵な思い出も残念なものになってしまうから」

「そんな言葉、恥ずかしくて言えるわけないでしょ！　先生は他人事だからそんな綺麗事が言えるんですよ‼」

「では、お父さんが免許を返さず大きな事故を起こしたら、あなたはどうするのですか。責任をお取りになれるのですか。決して他人事ではありません！　それはあなたが一番、お解りのはずです‼」

認知症。それは「認めて、知る」と書きます。それでは、何を認め、何を知る、のでしょうか。いま自分のこころのなかにある「父親の事故の責任を取りたくない！」というエゴを認めてください。本当は親ではなく自分の心配をしていることを知る。恐怖に怯え、不安を感じている自分のこころを知る。そして、その不安から逃れようと、理屈で父親を屈服させようとしているもうひとつのエゴをありのまま認める。さらに、父親と向き合うことから逃げているあなたのこころの弱さを認めてください。そして、その弱さをわたしが支えたいと思っていることを知ってください。

そうすれば、お父さんの気持ちが解り、こころから自分の気持ちを伝えることができるはずです。きっとお父さんから「そうだね！」って返事がくるでしょう。それがなければ、まだまだ相手のこころを知る努力が足りないのです。気持ちの伝え方がへたなのです。目の前の父親も、そして自分自身も受け入れていないのです。**相手と自分自身をありのままに素直に受け入れたら、自然とそのこころは伝わるものなのです。**いまだめでもなんとかなります。何度でも謙虚に歩み寄れば、きっと自分から免許を返してくれるでしょう。

認知症と診断されても自分で結論を出せる時期があります。ですから的確な早期診断が大切です。そして認知症と診断されても患者が胸を張って歩くためには寛容な社会が必要です。法律で脇をかため、強制力で無理やり社会を変えるのではなく、困難な状況をありのまま受け入れ、その理由を知り、どうすれば社会が変わるのかを考えてほしい。この世に生まれたあらゆる考え方を用い、固執した考えを柔軟に変えることによって、社会は自然に変わってゆくとわたしは信じています。

頑張って介護しているのに、なぜ患者は怒るのか、そして自分は怒るのか

介護は、

・患者とこころが通い合い、介護者の愛情と患者の感謝が重なる美しい側面

・手間のかかる生活のなかで生じる大きな軋轢

の二面性をもっています。同じ説明を何度もしたり、何度説明しても解ってもらえなかったり、認知症患者の介護は本当に大変です。しかもまったく感謝されないこともあります。一生懸命にやっても患者が何の感謝も示さなくなるほど病態が悪化し、その事実を受け入れられなくなると介護者は混乱し、いっそ何もかもを終わりにしたくなります。介護がつらく悲しく、怒りややりきれなさに満ちてこころが折れないように、なぜわれわれは医療や介護をしなくてはならないのかをもう一度考えてみましょう。

そして、いままでの人生を振り返って、どんなときに怒りを感じるのかを考えてみてください。

・自分のことを理解してくれないとき

・自尊心を傷つけられたとき
・非常識な行為を見て不快に思ったとき
・理不尽な悪意をぶつけられたとき

など、いろいろと浮かぶと思います。

認知症患者も同じことを感じているのです。われわれが自分のフィルターを捨てられず、その尺度で彼らを見ていれば、彼らは「自分を理解してくれない」と思うでしょう。自分が正しいと思って一生懸命頑張っているのに、自分の行動がことごとく否定されれば、やはり理解してくれないと感じるでしょう。

病識がない患者は自分の行動が非常識だとは思っていません。「あんたのほうがよっぽど非常識だ！」と、自分の行動を批判する世間のほうが誤作動を起こしたと考えます。そして挙句の果てに患者は怒りを覚え、怒鳴られれば「理不尽な悪意をぶつけられた」と思い、激しくわれわれに抵抗するのです。

困っている相手を助けようとしているわれわれのこころは葛藤し、ひどく落ち込み、理不尽に感じます。しかし、まったく同じ理屈で患者も同じ感情を抱えているのです。こんなとき「**目の前の患者に無理やり言うことを聞かせようとしているのではないか？**」と自

分のこころに問いかけてください。そうすれば、つかの間、冷静になり、いまの自分の気持ちを感じ取れます。

患者同様、家族にも常に不安がつきまといます。相手の役に立てない憤り、相手を受け入れられない情けなさ、これがいつまで続くのかという不安。そして、何か大きな事件が起きれば責任を取らされるという恐怖。このまま介護から離れられなくなって、自分の生活も人生も自分の理想とかけ離れていくのではないか。認知症の介護には、そんな気持ちが延々ととめどなく続きます。そんな矛盾を抱える自分の気持ちを受け入れることができるのか、それが問われているのです。

そして、現場にどっぷり浸かってしまうと周りが見えなくなり、だれの支えも感じられなくなります。それが一番危険です。すべての人間関係でいえることですが、一途な想いは、その関係を破綻させることがあります。介護は完璧を目指さなくていいのです。適当に力を抜いていいのです。**困難だと思えることほど、余力を残してやるべきなのです。**

いい加減なことを言うな

先生、いつも「力を抜いて介護してください！」って言っていましたね。
わたし、先生のこと、
わたしたちの気持ちが理解できない、適当な人だと思っていました。

でも、やっと解ったのです。
わたしたちが、だれにも頼らず、
一生懸命、完璧に介護しようとすればするほど、
認知症の母にプレッシャーをかけていたんだって。

以前と比べて、認知症の症状はあきらかに進んでいます。あきらかに。
でも母はなぜか笑顔なんです。
かつての優しい母が戻ってきたように笑顔なんです。
認知症なのに、どんどん悪くなっているのに

なぜか包み込まれるように感じるのです。
それが嬉しい！

力を抜きなさい。
この言葉の意味、いま、はじめて実感したんです。
そして、繰り返し「なんとかなる！」っておっしゃっていた意味、
やっと理解したんです。
だからいまのわたしの口癖はこうなんです。
「まあ、いっか。なんとかなるから」
これって先生の口癖ですよね！

ケアラー外来への取り組み

介護離職や介護殺人。これらの報道は途絶えることがありません。認知症や高齢者の介護に関わる人々の苦しみは非常に大きく、ストレスを抱えた介護者はだれでもこの問題を

引き起こす可能性があると訴えかけているようにみえます。しかしその解決策はまったく示されていません。

日々診察を続けていると、患者が元気になってゆく一方で、どんどんやつれ、疲れてゆく家族の存在に気づきます。話を掘り進めてみると、その家族は認知症以外の家族の問題も抱え込み、人知れず別の病院の精神科で抗うつ薬を処方されていたのです。

「なんで話してくれないんだよ！」

こころの中でそうつぶやきながら、患者だけ診ていたのでは認知症の問題は解決しないのだ、と気づきました。その後、家族に声をかけるためだけに外来を継続し、多くの介護者の苦悩を目のあたりにしてきました。その話を聞くうちに、**彼らを救済することが介護の悲劇を食い止める唯一の方法ではないかと思うようになりました。**そこで立ち上げたのが「ケアラー外来」です。

認知症患者の家族など、主に無償の介護者を「ケアラー」と呼びます。認知症は発症と同時に家族が抱えていた問題が一気に表面化する極めて「家族的な病」です。それゆえに、患者だけでなく介護する家族＝ケアラーの側もさまざまな問題を抱えてしまうことが多くみられます。

イギリスではケアラー法によって、ケアラーの健康、介護休暇、税の免除、情報提供が保障されています。しかし日本のケアラー支援は十分とはいえません。患者と家族との関係性が良く、大きな問題が起こらない場合もありますが、ケアラーが気づかぬうちに追い詰められ、精神的なバランスを崩すことも多くみられます。たとえば母親を介護するために離職した息子が日々の介護に疲れ、さらに収入の道も途絶えた結果、介護殺人に至ってしまうなど、悲劇的な事件は多くの問題を投げかけています。

だからこそ、認知症医療は患者単独ではなく家族単位で捉えるべきなのです。

いままでお話ししてきたように、患者と家族のギャップを埋めようとしても、大脳の機能が低下した患者自身が変わることはできません。求められるのは「家族が変わる」ことです。

その具体的方法として、

① 家族の他者受容と自己受容（アンガーコントロール、呼吸法の応用）
② コミュニケーション法の指導（ユマニチュード・バリデーションの指導）
③ 家族自身で解決策を考える（統合失調症・当事者研究の応用）
④ 患者と家族を守るために抗精神病薬を投薬する（神経学的所見で副作用の確認をしながら）

などの一連のアプローチを生み出してきました。これらの手法が自然と学べるように、本書の至るところに表現を変えて登場させています。しかし、質問が多いので、主な項目だけ説明しましょう。

①－1　家族の他者受容と自己受容

他者受容とは相手を受け入れること。認知症医療の場合は、認知症を発症した患者をありのまま受け入れることです。いままでしっかりしていたお父さん、あんなに優しかったお母さん。そのイメージを過去の大切な思い出と一緒に大切にしまっておいて、認知症になったニューお父さん、新お母さんをありのまま受け入れられるかどうかということです。

次に待っているのが自己受容。

「他者受容のことは頭で理解できました。でもこころがついていきません」

「介護に明け暮れてわたしの人生はどうなるの？」

「わたしがなんでこんな思いをするの！」

と、自然に湧き出る自分自身の気持ちと葛藤することになります。そんな不安定な自分の気持ちもひとまとめに受け入れてみましょう。これが自己受容です。この2つの山を乗り越え、その先に拡がる光景が見えてくると多くの介護者は感動して涙を流します。やがて介護が楽しくできるようになるのです。

哲学者のアルフレッド・アドラーは認知症が大きな問題になる前からこんなことを言っています。

「未熟な自分を責めている限り幸せにはなれない。

未熟な自分を認めること。

それができる者だけが強い人間になれる」

まさにこれが自己受容です。

①-2　アンガーコントロール

同じ事を何度もたずねてきたり、なかなか免許を返してくれなかったりする認知症患者。家族だと距離が近すぎて、ついいらいらして怒ってしまいます。

「もういい加減にして！」

この怒りをアドラーは、こう言っています。

「カッときて自分を見失い怒鳴ったのではない。

相手を支配するために、怒りという感情を作り出し利用したのだ」

まったく本質を見抜かれて何も言えません。アドラーに言われる前にやっておくといいのがアンガーコントロールです。怒りのピークは6秒間だといわれ、この6秒間、怒りを抑えれば衝動的な行動を抑えることができます。自分がイライラしたと感じたら、まず目の前の患者の症状から大脳の障害部位を予想してみます。つぎにいままでの人生や性格を考え、自分に何ができるのかを考えてみる。そして冷静になって行動する。6秒なんてあっという間に過ぎ去ってしまいます。

①-3　呼吸法の応用（ラマーズ法、丹田式呼吸法、システマ・ブリージング）

他者受容ができないと怒りがこみ上げてきたり、いきなり酷いことを言われると焦り、不安になり、恐怖を感じます。こんな自分の気持ちを落ち着かせたい。そんなときは「呼吸法」の出番です。ラマーズ法は、陣痛の痛みを取り除くために「ヒーヒーフー」を繰返します。丹田式呼吸法は、感情に振り回される自分をリラックスさせ、瞑想状態へいざないます。ロシアの軍隊で採用されたシステマ・ブリージングは、闘いによる身体の痛みを和らげ、恐怖で研ぎ澄まされた感覚をコンビニへ行くときのような感覚に戻します。どれも考え方は同じです。

いわゆる自律神経には2種類あります。ひとつが百メートルダッシュの直前やボクサーの戦闘態勢のときにスイッチが入る交感神経。心臓がバクバクし、汗がジワーッと滲み出て、緊張で視野が狭くなります。もうひとつが副交感神経。これは自宅でソファに座りながらお菓子をつまみ、テレビを見ている状態です。カウチポテトですね。リラックスしてドラマの主人公に共感し、ドラマのストーリーを予想しやすい状態です。

怒りを感じ、恐怖をおぼえると、人は交感神経優位になります。この状態から、意識的に副交感神経優位にしたいときに活躍するのが呼吸法です。そのときまで、意識していなかった速くて浅い自分の呼吸を感じ取り、ゆっくり吸って、吐いてを繰り返してみましょう。すると自分のこころと身体は、患者の気持ちを理解し、共感するのに適した状態になってゆきます。そして、どう対応すればいいのかを冷静に考え、つぎの行動に移せばいいのです。

これらの呼吸法は、禅の瞑想とよく似ています。瞑想は「観察」と「体験」です。精神が強くなるとか、心を安定させるとか何かを得ようとせず、冷静になって自分を客観的に見つめ、その身体の状態がどうなっているのかを体験すること。ただただそこに立ち止まり、自分の身体のなかの変化を感じ取ること。呼吸が早くなっているとか、重心の位置が定まっていないとか、普段は意識しない身体情報を感じ取り、いまの自分のこころのありようを知り、冷静になってゆく。このことを認知症の介護と深く結びつけると、自分の感覚とこころが敏感になり、見える世界が変わってきます。

② コミュニケーション法の指導

ユマニチュードやバリデーションは、ケアで使われるコミュニケーションテクニックです。「あなたは大切な存在です」ということを相手が理解できる形で伝え、認知症患者の世界を否定せず、混乱した行動には必ず理由があると考えます。そして、目を合わせ、耳を傾け、共感し、ペースを合わせて話しかけ、そして受け入れるのです。わたしはこれを患者の診察や家族との会話で応用しています。高齢者や認知症患者が急増する社会において、これらの技術はすべての国民に必要な技術ではないでしょうか。

③ 家族自身で解決策を考える

多くの時間を病院で過ごし、抗精神病薬を飲むことが多い統合失調症の患者。北海道にある施設「べてるの家」では統合失調症の患者を患者同士や地域で支えています。患者は幻覚や妄想を受け入れ、自分でコントロールしようとします。薬を使って抑え込むというより、薬も使いながら症状とうまく付き合ってゆく感じです。

わたしはこの方法を認知症医療に応用できないかと考えました。統合失調症の患者は自分で症状に向き合うことができます。しかし、認知症患者はそれができません。わたしの認知症医療では患者と家族をひとつとしてみます。ですから、「べてるの家」の統合失調症の患者がひとりでやっていることを、認知症患者と家族がペアになってやってみるのです。つまり、認知症患者の行動心理症状の解決法を家族自身で考えて、上手く付き合ってもらうのです。患者が最も活躍していた時代からヒントを得たり、職歴や性格を思い出してみましょう。人生のどこかに、問題解決の糸口が見つかるはずです。最適な方法を見つけ出すのは家族です。自分で判断し、行動することによってその能力は最大限に発揮されます。さて、いまどのような雰囲気をつくり出し、何を話しかければいいのでしょうか。未来への扉は、はたらきかけ続ける人にのみ開かれます。

④ 患者と家族を守るために抗精神病薬を投薬する

わたしは抗精神病薬を投与してはいけないとは言っていません。本当にこの薬を使うことでしか解決策はないのですか、と問うているのです。認知症があってもなくても人間関係にはトラブルがつきものです。単なる人間関係から生じた問題を薬で解決することほど愚かなことはありません。しかし、本人、もしくは周囲のだれかに被害が及ぶ恐れのある場合は、すぐに抗精神病薬を使ってください。

そうです。**抗精神病薬は、患者の衝動的な行動を抑えるために用いるのではなく、患者と家族のこころを守るために使うのです。**

認知症が抱える問題は医療や社会学の教科書だけでは解決できません。ですから、現場ではさまざまな問題が起こっているのです。しかし、これらの問題は必ず解決できます。人類が生み出したあらゆる考え方を見つけ出して、さまざまな知恵と結びつけてゆくのです。小説や漫画だって重要な教科書。認知症の問題を解決するヒントは意外と近くにあるのかもしれません。

ケアラーの抱えるすべての社会問題と向き合うケアラー外来

それでもいま述べたことだけでは真のケアラーの救済には至りません。ケアラーが抱えている問題は、認知症の患者をめぐる問題だけではなく、自身の仕事や子供の受験、悪化した夫婦関係、他にも認知症患者を抱えているなどさまざまです。このように家族がいくつかの問題を抱えていると、患者を受け入れる余裕がなくなり、患者の行動心理症状が出現しやすくなります。それがさらに家族の日常生活を破壊してゆくといった悪循環に陥ります。ゆえにケアラーをめぐるすべての問題を解決しなければ、真の意味での認知症医療にはなりません。

ケアラー外来では、ケアラーが抱えるすべての問題に脳神経内科・精神科医師、看護師、公認心理師、ソーシャルワーカーのチーム医療で対応しています。患者の初診時からケアラーに認知症の正しい知識を伝え、身体的・精神的な健康（うつ・老老介護者の認知症予防）を維持すると同時に、ケアラー自身が自分で考えて問題を解決できるよう指導してゆきます。

しかし認知症医療の理想はケアラー外来の患者数がゼロになることです。そして、ケアラー外来の精神は、患者の家族とはじめてお会いするときから静かにはじまっています。診察の過程で家族から丁寧に話を聞き、うつなどの精神症状を呈していないか、どんな事柄に困っているのかを確認しながらカウンセリングを行い、ケアラー外来まで持ち込まずに済むよう、外来のスタッフと一丸となって努力してゆきます。それでもだめなら、ケアラー外来に持ち込み、すべてのスタッフで対峙します。

このようにして良質なケアラーを多く育て、「ケアラー」という耳慣れない名前をあえて外来名につけることで、人々に「ケアラー」に注目させ、医療現場から介護の悲劇を食い止める方策を提案しているのです。

わたしの卵巣を凍結保存してください

泣きながら、「わたしの卵巣を凍結保存してください」と相談してきた32歳の女性がいました。彼女の母親は62歳でアルツハイマー型認知症を発症していたのです。その声を受け止め、凍結保存してくれる施設を調べていると、隣にいたナースはこう語りかけます。

「先生、おやりになっていることが違うのではないでしょうか。そんな病院探しても意味がないです。ご自分で探してもらえばいいのに!!」

その女性は、このまま母親の介護生活に入ると、自分は結婚し出産できないことを悟ってわたしを頼ってきました。しかも、病気の兄を抱えて、父親からも母親の介護の協力が得られない状況でした。どんなに助けを求めても、だれも自分のために動いてくれない。話すら聞いてくれない。だからわたしひとりで頑張らないといけないのだと、そう強く思い込んでいたのです。そして、わたしはナースにこう言いました。

「これが問題の本質ではないことは解っているよ。でも彼女がこの強烈な言葉を投げかけてくるまでに、たったひとりで相当悩んできたんじゃないかな。そしていま、だれも自分の力になってくれないと不信感を募らせ、考えに行き詰っているのだと思う。だから、ここで適切な解決策ではないと解っていても、彼女の願いをありのまま受け入れ、そのあとで解決策を示さないと希望がみえてこないと思うんだ」

一般の医療として行われている凍結保存は、病気で卵巣を失う前に正常な組織を凍結しておくものです。健康な人の卵巣を取って凍結するなど考えられません。それでも探してみるのです。ナースは機転を利かせて、ネットで調べたクリニックに手当たり次第に電話してくれました。結局予想通り、卵巣すべてを凍結することはできず、唯一自由診療で50万円出せば卵子を凍結保存してくれるクリニックが見つかりました。しかし、その事実を知った娘は、これからの母親の介護費用を考えるとそんなお金は使えないと判断したのです。

「お母さんの介護のためにあなたの人生を犠牲にしてしまうことをわたしたちは望みません。一般女性と同じように恋愛し、結婚し、出産し、そして子育てをしてほしいと思います。それにはどうすればいいでしょうか？　それはあなたへの介護の負担をなるべく少なくして人生に影響が出ないように周囲の人が協力することです。介護は社会に参加するみんなが少しずつ分担すればいいのです。それが可能になるようにわれわれが調整します。ひとりですべてを抱え込まないでください。でも、自分を育ててくれたお母さんにできる限りのことをしたいという優しいこころは忘れないでください。その気持ちがあれば、自分の代わりに介護を手伝ってくれる人への感謝の気持ちを忘れることはないと思いますから……」

その後、患者はわれわれのもとを離れ、認知症の介護施設に移られました。娘からの連絡もなく、いまどうしているのか解りません。責任感が強く母親に優しかった彼女。さらに介護者への感謝の気持ちを知ったいまだからこそ、きっと自分の人生も切り拓いていけるとわたしは信じています。

認知症の治療法

認知症の治療法のひとつに、薬物療法があります。とくに中核症状に対してはアルツハイマー型の認知症の進行をわずかに抑え自発性を促す薬（コリンエステラーゼ阻害薬）や、神経細胞の異常な興奮を抑える薬（メマンチン）、行動心理症状を抑える漢方薬の抑肝散や抗精神病薬などが用いられます。また、抑うつ、妄想、幻覚、せん妄といった認知症の行動心理症状に対しては、家族関係に注目した非薬物療法（カウンセリングなど）が行われ、それでも問題が改善しない場合、症状に合わせた薬物療法が行われます。

ここでは非薬物療法として、「心理療法」と呼ばれる心理・社会的な観点からのアプローチを記載します。これは、

① 認知症があることによる不安や混乱、抑うつなどの軽減

② 認知機能の活性化

などを目的に、十分な訓練を受けた公認心理師や精神科医などによって行われます。

認知症の人の生活機能を高めるためのリハビリテーションも非薬物療法のひとつで、理学療法士や作業療法士、言語聴覚士などによって行われます。また、音楽療法や芸術療法といった、感性に働きかける取り組みもあります。しかしわたしが重要だと思っているのは、家族関係が良くなれば、この心理療法と同様の効果が望めるということです。

認知症の症状のなかでも、とくに行動心理症状は心理的な要因が作用して出現します。そのため、適切なケアが提供されることによって、認知症患者の心理的ストレスが軽減され、行動心理症状を落ち着かせることができる場合があります。

また、適切なケアや対応を提供するためには、まず認知症について正しい知識をもち、その人のありようやその人らしさを理解し受け入れてそれを尊重する、といった基本的な

態度が大切です。その人のありようやその人らしさを最も知っているのは患者の家族です。患者との体験や思い出のなかにたくさんの問題解決のヒントが隠されています。

認知症初期の生活管理能力の低下や、中期以降の日常生活動作の障害に対してもケアが必要です。たとえば認知症の初期では内服薬を間違いなくきちんと服用することが難しくなるので、服薬管理の支援が必要になります。認知症が進むにしたがい、着替えや入浴、排泄動作、さらに食事摂取などに関するケアが必要になってきます。本人が自分でできることを見極めて、最小限の手助けで生活を支援することが、能力をなるべく長く保つ秘訣です。何でもしてあげるケアは、能力を奪ってしまいがちです。過干渉、過保護にならないよう気をつけてください。

井桁版・認知症の3つのべからず集

認知症患者に対して、やってはいけないことを3つまとめておきます。

①　過干渉：あれはだめ、これはこうやるんでしょ！

介護者は認知症の患者のすべての行動を受け入れましょう。認知症患者へのダメ出しや、行動の修正は意味がありません。

②過保護：どうせ何もできないのだから、自分（介護者）がやったほうが早いできることがあれば、見守りながら患者に任せてやってもらいます。失敗してもいいじゃないですか！

③過剰投与：家族関係の問題をすべて抗精神病薬で解決しようとすること最後に残された大脳辺縁系の機能まで、薬で抑えないでほしいのです。

この3つの項目をバランスよく保てると、認知症の方でも生活を楽しんで過ごすことができます。それには、

・大脳がどこまで障害されていて、どこまで保たれているのかを見極めること。
・われわれを困らせる症状が出現したら、周囲の環境やそれに関わる人の対応がきちんとできているのかを確認すること。

この2つが重要です。そして大脳機能障害の見極めは、家族が生活のなかから読み取れるよう、医師が導く必要があります。

認知症の根治薬（病態修飾薬）が開発されれば認知症はなくなるのか？

アルツハイマー型の根治薬開発の研究はすでに約20年以上も行われていますが、いまだに開発されていません。しかし、研究は進んでいるので、いずれかなり効果的な薬が登場するでしょう。

では、かなり効果の高い薬が出てきたら、認知症の問題は解決するのでしょうか？

わたしはこの問題はしばらく解決できないと思います。なぜなら、いまの認知症薬の開発の中心は、発症前に投薬を開始する薬のみだからです。認知症発症後をターゲットとしていた薬はすべて失敗し、投与時期が遅すぎたという結論を得ました。この発症前に投与する薬は、おそらく保険適応にはなりません。よって自由診療でしか投与できない可能性が高く、しかも亡くなるまで飲み続けないとなりません。

また、約20年の薬剤開発の失敗から、その研究費は膨大になっており、新規薬で回収するためには、薬の単価は相当高くなることが予想されます。日本を含む認知症が社会問題となっている先進諸国は格差社会に苦しんでいます。自由診療の、しかも高額な薬剤を発症する前から延々と飲み続けることができるのは、本当に限られた富裕層だけでしょう。ですから、仮に認知症の根治薬（病態修飾薬）が登場しても、それがある程度いきわたり、ジェネリック薬でコストダウンが図られたあとでないと認知症は根絶できないと思います。

では、いまできることは何なのか。認知症の特効薬が出てきても出てこなくても、認知症を社会として受け入れる基盤をつくることではないでしょうか。

認知症が治るということはどういうことなのか

現在、アルツハイマー型認知症やレビー小体型認知症のような神経変性疾患による認知症を完治させることはできません。しかし、治すことはできます。一見、矛盾しているようにみえますが、これはどういうことなのでしょうか。

患者やその家族などが一般に考えている「治る」とは、病気そのものが身体から完全に取り除かれて、元の状態に戻ることを指すようです。果たしてそうでしょうか？

「治る」とは「病気になったときよりも身体や気持ちが安定し、変わらずに社会生活ができるようになる状態」だとわたしは思います。

認知症は、患者単位ではなく、その家族をひとつの単位で診るべきだと書きました。認知症を発症すると放置されてきた家族の問題が浮上し、患者と家族の調和ある関係が崩れていくと述べました。認知症のために、本人の物覚えが悪くなったり、何度も失敗したり、自分の行動に不安をもつことがあっても、周りの家族の支えで生活がきちんとできれば、これは治ったことと同じです。

社会学者のアーサー・フランクは、「重症の病気とは人生の地図や行き先を失うことである」と述べています。一般的にいう「治らない病気」にかかったとしても、それをきちんと受け入れて自分の人生を見つめ、放置されていた家族の問題を改善できれば、認知症によって日常生活が大きく障害されることが少なくなり、家族間で有意義な時間がもてるようになります。たとえ難病の診断を受けても、周囲の支えによって限られた能力を最大限に活かせられる生活を送り、喜びを感じられる人生が送れれば、それは「治った」ことになるのではないでしょうか。

人間は社会的な動物です。たとえ病気による機能低下があっても、残された能力でだれかに貢献できる人生を送ることもできるのです。それがわたしのいう「治る」ということです。

そのために大切なのは、介護者や家族が目の前の患者とどのような関係を築きたいのかきちんと理解することです。自分のエゴや思い込みで自分自身が見えにくくなっていませんか。患者の失敗や間違いを指摘していては彼らと友好な関係は築けません。多くの場合、自分にとって正しいことを貫き、不快なことを取り除くのに必死で本当のゴールが見えなくなっているのです。一緒に仲良くやっていきたいという本当の気持ちに気づいて、いま目の前の患者にできることは何なのか、自分で考え結論を導きだしましょう。即効性のあるテクニックなど存在しません。テクニックはその場しのぎで、また同じ問題を繰り返します。なぜなら、どうして患者とうまくいかなくなったのかを知っているのはあなただけなのですから。患者とどのような関係を築きたいのかが解っているのは家族だけなのです。患者の気持ちを考えて、もう一度彼らとの関係を調整しましょう。それはこれからの人生を再構築する、ということなのです。

先生はわたしたちを見捨てるのですか？

月日が流れるのは早いものです。外来で出会った家族が患者の気持ちを受け入れ、介護へのこころが固まると、いよいよわれわれのもとから離れる日が近づきます。

患者はこう言います。「先生や看護師さんとも仲良くなれたし、ここで診てもらえるのは本当に嬉しい」と。そう思っていただけるのはわれわれにとって非常に光栄なことです。自分たちが行ってきた医療が正しく受け入れられた喜びを感じる瞬間です。しかし、われわれはこころを鬼にしてこう言うのです。

「そろそろお近くのかかりつけ医の先生にかかっていただきたいのです。もしいらっしゃらないようなら、かかりつけ医を探していただくことになります」

すると、多くの患者とその家族は不安そうな表情をしながら、こう答えます。

「先生はわたしたちを見捨てるおつもりですか？　半年に1度でも1年に1度でもいいから、この病院に通わせてください！」

実はこんなことがありました。それは、レビー小体型認知症と診断し、極めて安定した経過をたどった67歳の男性Tさんの身に起こったことです。ドネペジル塩酸塩である程度の病気の進行と幻視が抑えられ、副作用もなかったその患者は、妻に薬の管理をみてもらいながら、積極的に通院されていました。そんな安定した日が2年も続いたある日のこと。外来の予約日にお見えにならなかったのです。

「たまたま予約日を忘れただけだろう」と思っていたわれわれの甘さに釘を刺すように1本の電話が鳴りました。それは警察からでした。

「先生、カルテ開示にご協力いただきたいのですが。先生の患者のTさんが、ある事件を起こしましてね。責任能力があるかどうかを判断したいので……」

認知症は、本人やその家族にも、そしてプロであるわれわれにも予想ができないほど一気に進行してしまうことがあります。安定していると思っていると急に悪くなる。それは感染がきっかけであったり、生活環境に変化があったり、そのようなことがまったくなくても急に高次脳機能障害が進行してしまうのです。

Tさんの場合、判断力が急激に低下し、自分の欲するままに行動するようになっていました。そして起こしてしまった事件を契機に、長年連れ添った妻はやりきれなくなり、黙って患者のもとから離れてしまいました。内服の管理からはじまり、食事の支度も身支度も、そしてトイレから入浴まで、生活のすべてを妻に頼っていた患者は糸の切れた凧のように方向感覚を失い、生活は乱れていったのです。一方で病院にいるわたしたちはその事実を知りません。そのとき、自宅には飲みかけの薬が散乱し、一升瓶がごろごろと転がっていました。そんな生活状況をわれわれに教えてくださったのは、近くの開業医の先生でした。警察から連絡が入り、家族とも連絡がとれなくなったわれわれは民生委員に連絡し、かかりつけ医を必死に探しました。われわれのような専門医は確実に診断し、処方を施し、家族のこころのケアをするだけで精一杯です。患者の生活や介護状況を目で見、肌で感じ、そのにおいを確認することはできません。患者にお会いできても、アルツハイマー型認知症の患者ならば、悲惨な生活環境を自覚せず、うまく〝取り繕う〟こともしばしばです。

一方、かかりつけ医の先生はどうでしょうか。患者宅に定期的に伺い生活環境を確認することも、出入りしている医療ヘルパーに直接話を聞くことも可能です。認知症は重度になればなるほど、機動性の高いかかりつけ医が必要です。医療はさまざまな立場にいる人が自分にできることを精一杯やって、それをひとつひとつ紡いでゆくものです。できると思って問題を抱え込んだり、自分にはできないという判断すらできない医療者に患者を幸せにすることはできません。

そして、患者も医師も人間です。人によって相性が良い場合も悪い場合もあるでしょう。かかりつけ医と相性が悪ければ変更することも必要です。一方、かかりつけ医もかなり病状が進んだ患者は受け入れたくても受け入れられない場合もあります。面倒見のいい人気のある先生なら、かかりつけ医になってほしくても人気がありすぎて願いが叶わない場合もあるでしょう。そういった起こりうるすべてのことを考えると、認知症と診断されたら最適なかかりつけ医を早めに探していただきたいのです。

このように、専門医と地域のかかりつけ医が手と手を組んでつくりあげる医療環境は、患者を支える社会の一部でもあるのです。

急性期医療の現場で必要な認知症コミュニケーション術

認知症患者への対応を変えていかなければならないのは介護家族だけではありません。日本老年看護学会は2016年8月に「急性期病院において認知症高齢者を擁護する」という声明を出しています。

急性期病院では1人の看護師は通常、7~8人の患者を受け持ち、このうち2人は認知症で、さらにその中の1人は行動心理症状をともなっています。これらの病院では認知症患者の看護経験に乏しく、とくに高度先進医療では、認知症の専門的な知識やケア不足から行動心理症状が生じることも解っています。それゆえ、予防や対応が後手後手になり症状を悪化させ、看護師の対応がさらに困難になる。こういった状況から「認知症ケアチーム」がつくられ、病院における認知症ケアの充実を図っています。虎の門病院でも高齢者総合診療部内に認知症ケアチームをつくり、多職種による医療介入により成果をあげています。

ある認知症患者家族がこう言っていました。

「看護師さんが大変なのは解っています。でもお薬でこんなにドロドロになるまで眠らせられたら、そのあとが本当に大変なんです……」

急性期病院では治療が優先され、事故は許されません。ゆえに「認知症高齢者は自分たちを困らせる人」という認識がいまだにあるのが現実です。目先の仕事を安全に速く済ませたいという気持ちが働いたのでしょうか。わたしは安易に薬にたよって患者をおとなしくさせようとする医療行為のデメリットを常に現場に問いかけてきました。

そんなわたしは現場のナースからいままで何度もこう言われてきました。

「先生はわたしたちの気持ちを解ってくれない!!」

しかし、わたしはこう考えています。

「どんな状況においても病院の現場では、その場その場でベストと思われる判断をしている」

重症な患者をたくさん抱える看護師は、肉体的に疲れ果て、精神的にも追い込まれていきます。そのなかで下した判断は必ずなんらかの意味をもちます。そうでないと救急病院の現場は回りません。しかし、患者の精神症状が悪化し、どうしたらいいのか困ったら、一瞬でいいからこう考えてほしいのです。

「この患者は大脳の病気なんだ。前頭葉の障害で怒りっぽくなっている。海馬の障害で記憶があいまいになっている。さらに使える言語も限られている。だからいま、どんな言葉をかければいいのか。そして、どんな態度で接すればいいのか。本当に抗精神病薬は必要なのか。身体拘束はいらないのではないか。もしかしたらケアで対応できるかもしれない。さあ、どうすればいいのだろう！」

そうです。患者がもつ見えない障害をまずはイメージしてください。歩けない人を無理やり歩かせる人はいません。大脳の障害は目に見えないから、障害のある人だと認識できないのです。いまこの大脳に障害のある患者に看護が必要なのだ！　と一瞬、考えてほしいのです。すると、そう考えているわずかな時間に、自分の不安と怒りがおさまって冷静になってきます。考えながら、アンガーコントロールを行うのです。そののち患者にそっと歩み寄り、こころの声を聴いてください。この少しの時間がとれるかどうか。そのわずかな余裕があれば、あとで「わたしはベストな決断をした」と胸を張れるようになります。

急性期病院で抗精神病薬が多用されるもうひとつの理由

「先生、認知症のSさんが不穏で落ち着きません。どうすればいいでしょうか？」

夜勤をはじめたばかりの新人ナースは首尾よく勤務をこなすことができません。落ち着かない数人の患者の対応に追われ、すべての患者に声をかけることができないでいます。そこで、相談を受けた医師は「落ち着かないときの薬を出しておくから使ってみて」と答えます。この対応は、ごくごく一般的に見られる光景です。こういう場合、睡眠導入剤や抗精神病薬がよく使われます。しかし、わたしはできるだけ看護ケアで解決することを提案します。それはなぜでしょうか？

すでにお話したように高齢者の身体は、ひとりひとりの筋肉・脂肪・骨・水分などの組成が大きく異なり、肝臓や腎臓などの臓器の残された機能も異なっています。同じ薬を同じ量だけ使っても効き方が異なります。さらに副作用が生じても発見するのに時間がかかったり、効いてもすぐに副作用が出たりします。

せん妄で落ち着かない患者に抗精神病薬を使えば、その薬が原因となり、さらなるせん妄を引き起こすこともあります。夜間「眠れない」と用いた睡眠導入剤によって、昼もうとうするようになり、筋肉の緊張が抜けて誤嚥や転倒のリスクがあがってしまいます。さらに、大量の抗精神病薬はパーキンソン徴候を招き、睡眠導入剤と同様に誤嚥性肺炎を起こしやすくさせます。そして肺炎を繰り返せば、寝たきりになることすらあるのです。こうして高齢者の生活リズムは徐々に失われてゆきます。

もちろん、このようなリスクを上手にかわしながら患者の生活を維持してゆくのが名医なのかもしれません。しかし、それはわたしが思う名医ではありません。本当の名医は、看護ケアから薬の知識まで幅広く知り、その知識を柔軟に使いこなせる医師だと思います。ケアで悩む看護師に、具体的な新しいケアの提案ができればそれは素晴らしいことです。それができなくても医学的な知識とナースのケアの知識をクロスさせて、目の前の患者の生活を保つためにはどうすればいいのか、一緒に考えられる医師がほんとうの名医ではないでしょうか。その結果、薬を投与することになっても、そのリスクは負うべき価値があるものだとわたしは思います。

認知症医療で自分がどう対応してよいのか解らなくなったときどうすればいいのか。それは医療従事者も患者家族と同じです。

目の前の患者のありのままを認め、そのこころを知ることです。

それが認知症医療の原点なのだから。

第6章　だれもが認知症になる世界に向けて

２０２５年には65歳以上の５人に１人が認知症に

わが国は、２０１３年に高齢化率が25％を超え、世界でも類を見ない超高齢社会に突入しました。国立社会保障・人口問題研究所の推計によれば、日本の人口は、２００１年以降は１億２７００万人前後で推移し、２００８年の１億２８０８万人をピークに減少しはじめています。２０１８年には、１億２６４４万人となり、２０５０年には１億人を、さらに２０６０年には９０００万人を割り込むと予想されています。

一方、すでに２０１３年に25％に達した高齢化率はさらに上昇し２０１８年には28・１％になり、２０２５年には約30％、２０６０年には約40％に達するとみられています。この間、少子化がさらに進行し平均余命が伸び、高齢者がさらに増加していくからです。

そして75歳以上の人口は２０１３年時点で１５６０万人（12・３％）でしたが、２０１８年には１７９８万人（14・２％）、２０６０年には２３３６万人（26・９％）になる見込みです。

２０１８年には約２・６人に１人が65歳以上であり、約３・９人に１人が75歳以上です。

今後、総人口が減少するに連れて65歳以上が増加し、２０３６年には３人に１人が65歳以上になり、２０６５年には２・６人に１人が65歳以上になる見込みです。

この経過でターニングポイントとなるのが２０２５年です。この年に「団塊の世代」が75歳以上になります。これまで国を支えてきた「団塊の世代」が社会保障給付を受ける側に回るため、医療、介護、福祉サービスへの需要が高まり、社会保障財政のバランスが崩れる、といわれています。これが「２０２５年問題」です。

そして２０２５年以降は、高齢者が２２００万人、国民の４人に１人が75歳以上という超高齢社会が到来します。

また世界では、認知症の新規患者が４秒に１人生まれており、２０２０年までに患者数は約７０００万人に達すると見込まれています。日本でも厚生労働省が、２０２５年には全国の認知症患者数が７００万人を超えるとの推計値を発表しました。これは65歳以上の高齢者のうち、５人に１人が認知症という計算になります。

認知症発症率が低下する欧米、増加する日本

しかし、認知症患者が増加している日本やアジア諸国に対し、欧米ではその有病率が低下しています。2000年から2012年にかけて米国で認知症有病率が11・6%から8・6%に低下し、その原因として対象者の教育を受けた年数が11・8年から12・7年と約1年延びたことを挙げています。またフラミンガム研究では学歴が高卒以上の人は1977年から2008年の30年間の認知症有病率が10年あたり約20%低下し、オランダのロッテルダム研究(Rotterdam Study)、英国のCFAS I & CFAS II、スウェーデンのSNACK-Kでも同様に認知症の有病率が低下しています。

これは教育歴が上がると脳の高次機能が活性化され、健康志向の高まりから危険因子を避けた生活を行うようになり、健診の受診率が上がるためといわれています。

一方、厚生労働省によると、日本の認知症患者数は2012年の時点で約462万人と推計され、有病率は約15%と報告されました。2014年公表の推計によれば、認知症高齢者は糖尿病の有病率が20%上昇すると仮定した場合、2025年に730万人に達し、

さらに2050年までに総数は1000万人を超え、2060年に1154万人に達すると見込まれています。

これはあくまでも糖尿病の有病率が上昇した場合の話です。ですから、いまから糖分を控え、適度な運動を心掛けてください。そして健康への意識を高めてください。そうすれば、今後日本でも認知症の発症率は下がっていくかもしれません。

「共生」と「予防」を実現する社会へ

わが国の認知症施策は、2012年の「認知症施策推進5ヵ年計画（オレンジプラン）」からはじまり、2015年の「認知症施策総合戦略（新オレンジプラン）」を経て2020年より「認知症施策推進大綱」に引き継がれました。

これは、身近な認知症に対し、患者と家族の視点を重視しながら、その発症を遅らせ、認知症になっても希望を持って生活を送れる社会を目指すものです。

これらの国の施策が、認知症医療の現場から沸きあがった本書の目指す方向と一致したのは、患者と家族があるべき社会の姿を導いているからです。政府が掲げたこの理想を実現する具体的な方法を知っているのは、わたしの目の前にいる患者やその家族です。いま、彼らに耳を傾ければ、どうすればいいのかすぐに教えてくれます。

「強者の論理」から「弱者の論理」へ

認知症の方はさまざまなエラーを起こします。いまはまだそうした人々が少数派なので、「高齢者の暴走」や「認知症患者がみんなに迷惑をかける」などといわれてしまいます。けれど、これから先は違います。繰り返しになりますが、2025年には65歳以上の高齢者のうち、5人に1人が認知症になるというのです。

また、今後は医療財政が厳しくなり、入院ベッドがなくなり、入院すらままならなくなるかもしれません。そして、いままで入院していた患者は家庭に戻り、われわれと同じ空間で生活するようになります。このように多くの高齢者や認知症患者とともに暮らし、そして死を自宅で看取る時代になるのです。しかし、だれも気づいていない最も大きな変化は、『人々の精神構造の変化』ではないでしょうか。

かつては「年寄りだから」「認知症だから」と少数派の気持ちにこころを向けなかった

人も、周囲にそういう人が多くなれば、彼らの考え方を理解しなければならない局面が増えてくるはずです。さらにいずれは彼らのほうが多数派となり、健常であると思われる人の考え方が少数派になる場面も起きるかもしれません。

そこで中心になるのは「いままで無視されてきた声」や「弱者の論理」です。そのことに気づいてください。これからは、彼らの考え方を理解し、それに共感しなければ、われわれも生きてゆけなくなるのです。

いままでの「強者」が弱者となり、「弱者」が強者となるかもしれない。そこで一方的なものの見方ではなく、いかに考え方やものの見方を融通できるか。そして、相手の考え方や見方に合わせ、そういったものの見方を逆に有効利用する発想こそ大切になってくるのです。

国家が認知症国家になるとき

認知症は極めて「家族的な病」であり、発症と同時にいままでないがしろにしていた家族の問題が一気に表面化してきます。では国家が認知症国家になったときには、どのような問題が浮き上がってくるのでしょうか。「認知症国家」という言葉は、わたしの造語であり、厳密な定義はありません。認知症の患者が増加してきて国家の運営上、問題が生じてきた状態と考えてください。

家族は国家を形成する最小のユニットであり、認知症を抱える家族が急激に増加した場合、認知症国家になります。認知症を抱える家族が機能不全に陥ると、やがて国家にも影響が出てくるでしょう。そのとき、いままで国家として対応が難しかった問題が一気に表面化してきます。

それは少子化や経済格差の問題、年金の問題、国家の財政破綻や移民の受け入れの問題です。急激に増加する認知症と介護が必要な高齢者への対応は、国家予算を圧迫し、介護の人材が不足します。多くの人が適切な介護や医療を受けられず、そのまま見過ごされてしまうでしょう。

それよりももっと大きな問題は、少数派の意見を封じ込めてきたことです。多数決をとる民主主義の性格上やむを得ないのですが、認知症や精神疾患にかかった人たちはマイナーな存在として隔離され、閉じ込められてきた歴史があります。いま、この重い扉が開け放たれ、徐々にわれわれのもとに解放されてきています。そう、本来あるべき姿に戻ってゆくのです。同時に高齢者も一気に増えます。ですから、いままで馴染みのなかった人たちと一緒に社会をつくりあげていく必要があるのです。

これらの問題に対しわれわれができることは何でしょうか。それはこの世のすべての人が認知症患者や高齢者のありのままを受け入れ、誤解や偏見をなくし、彼らが過ごしやすい環境を速やかにつくることです。そうすれば社会自体がより寛容になり、移民や外国人旅行者の受け入れもスムーズになるのではないでしょうか。

わたしは強い感受性をもつ20代の若い世代にこそ現場に来てほしいと思っています。認知症医療というのは、いままで人類が集団生活を営む過程で常に悩まされ続けた、「人間関係」という捉えどころのない世界の縮図です。ときに甘く、ときに切なく、そしてときに優しい。ときとして怒りや不安がつきまとう厄介な問題をも含み、多くの人々が悩まされています。

その世界では何をすればいいのか、ではなく、自分たちに何ができるのか、を探せばいいのです。われわれはどうしてもだれかのために何かをやると言いながら、潜在意識のなかで見返りを期待してしまいがちです。

しかし、認知症の患者にいくら尽くしても何も返ってきません。それればかりか、対応が悪いと怒りを買い、大声で怒鳴られることすらあります。重度の認知症の患者からは、感謝すらされないこともしばしばです。しかし、見返りを求めず、彼らのために何ができるのかを考えてほしいのです。彼らのこころがどこにあり、何を感じているのかを感じ取る。そのやりとりのなかで、コミュニケーションの手段を学び、見返りを期待しない慈悲のこころを摑《つか》んでゆくのです。そして、相手との関係が行き詰まったときに現れる自分の本性やエゴとも向き合うことになるでしょう。最終的には厳しい現場の軋轢のなかにあっても、ちょっとしたきっかけから急に視界が開け、清々しい気持ちで世の中が見られるようになります。これは嘘ではありません。多くの介護者が体験していることなのです。

そこで得た知識と体験を今度は社会のほかの場面で生かしてほしい。本当にちょっとしたことですが、この積み重ねが大きく世間を変えてゆくと思うのです。それしかいまの日本が潜在的に抱える大きな問題を解決する方法はないと考えます。

たとえ認知症患者が増えても、国家を認知症国家にしてはなりません。認知症国家になればまたどこかで優生思想が芽生えてしまう。それだけは防がないといけません。

ですから、多くの人がコミュニケーションを学び、こころのありかを感じ取れるようになってほしい。そして、なぜ医療や福祉が必要なのか、すべての国民がもう一度考えなければならないと思います。

うつ病の増加と精神医療体制の変化

超高齢化が進むと、医療費の財源不足や病院のベッド数不足といった問題が深刻化してゆきます。そのため国は病院の入院患者を減らし、「病院から在宅へ」の流れを促しています。いままで病院に入院していた長い慢性疾患の患者を在宅医療に切り替えようとしているのです。

厚生労働省は2025年を目途に、高齢者の尊厳の保持と自立生活の支援の目的のもとに、できるだけ住み慣れた地域で、自分らしい暮らしを人生の最期まで続けることができるよう、地域の包括的な支援・サービス提供体制（地域包括ケアシステム）の構築を推進しています。この地域密着型医療は、高齢者や認知症の患者だけが対象ではありません。うつ病や統合失調症などの精神疾患の患者にも勧められています。薬物療法や心理社会的療法などの医療の向上により、精神科病床での統合失調症の入院患者数は減少し、将来いっそう減少していくと予想されています。一方、うつ病等の気分障害の患者数は100万人を超え、1996年から2000年までの間に、約3・5倍になっています。

さらに日本の精神科病床数は世界と比較して非常に多く、今後削減してゆくことが望ましいとされ、精神疾患も同様に「病院から在宅へ」の流れが加速しています。生活の基盤を住み慣れたところに置き、症状の増悪に対しては救急病院で対応するようになってきました。

かつて、精神疾患をわずらっているというだけで、救急病院の受け入れを拒否され、一般病院への入院を拒否された時代がありました。しかし、昨今は国の施策によって救急病院でも精神疾患をわずらった方を受け入れるようになりました。

みな同じ人間である以上、他人に迷惑をかけることがなければ、社会のなかで生活をともにすべきです。そして可能ならば患者は病気を自覚し、その病気の管理は医師が責任をもってやらなければいけない。また認知症の行動心理症状や軽度の精神疾患では周囲の人の対応が病状を悪化させることもしばしばです。よって国民のだれもが、正しい病気の知識をもち、適切な対応を常日頃から心掛けて生活しなければなりません。それは決して特別なことではなく、ごく身近にある、ありふれたことなのです。

認知症が当たり前の社会に

時代は常に変化しています。その時代時代に社会のルールが変化するように、そこに住む人間の気持ちや行動も変化する必要があります。いま変わらなくてはならないのはわれわれ自身なのです。

ここでキリンの進化について考えてみましょう。

進化論には2つあります。1つはラマルクの説。もう1つはダーウィンの説です。「ラマルクの用不用説」は、キリンが高いところの草を食べようとしたので首が伸び、遺伝を繰り返しいまの首の長さになったという説です。しかし、誕生後に獲得した身体の変化（形質）は遺伝しないので、正しくないとされています。

一方、ダーウィンの説は、自然淘汰と突然変異による進化です。たまたま首の長いキリンが生まれ、草原での環境に適していたため、何百万年もの世代交代を繰り返し、首長キリンが生き残ったというものです。「首を伸ばそうと頑張ったから」ではなく「たまたま生まれた首の長い個体が、平原の活動に適合したので子孫を残せた」という考え方です。

いまの時代が変化するスピードは、キリンが進化した時代よりははるかに速いものです。アメーバやバクテリアのような生存周期の短い生物であれば、遺伝子を変異させながら環境の変化についていけます。しかし人間はそうはいきません。あまりに寿命が長くなってしまい、遺伝子の変異に必要な世代継承の期間が長くなっています。われわれに必要なのはラマルクの考え方であり、ダーウィンのそれではありません。ダーウィンの考え方は、生物学的には正しくても、現代のサイコロジカルな観点からは適合できません。どんなに首が短くても、みんなが高くて食べにくい青葉を食べる努力が必要です。

これから社会には認知症の患者が増えてきます。いままで健常と思われていた人と認知症の方の比率が変わってきます。さらに軽度の精神疾患の人とも共生することになってゆくでしょう。言い換えれば、自分の理解とは少し違う、ユニークなものの捉え方や行動をする人たちが増えてきます。どんなに理解しにくくても、その世界観に合わせてわれわれ自身の考え方も〝変異〟させてゆく必要があります。突然変異を待っている時間はないのです。

介護に必要なのは百寿者の老年的超越

日本人の平均寿命は延び続け、2016年3月に3万7789人の方が百歳を超え、総数は6万1568人になりました。百歳以上の人たちを「百寿者」といい、彼らを研究した「百寿者研究」というものがあります。

この中にスウェーデンの社会学者トレンスタム（Tornstam）が提唱した「老年的超越」という概念があります。これは、物質世界や精神世界が加齢によって変化していくというものです。さまざまな喪失体験（退職・配偶者の死・健康など）でうつになりやすいのが高齢者の特徴です。しかしある年齢を過ぎると、他者に支えられていることに感謝するようになり、ひとりでいるメリットを享受し孤独感がなくなります。自己主張が低下し自己に肯定的になり、他者も大切にするようになります。そして、考えない、無理しないというふうに、あるがままの状態を受け入れるようになります。これが百寿者にみられる老人的超越の姿です。まさしく孔子の「人は老いるほど豊かになる」という思想そのものです。

認知症医療に必要とされる目の前の人をありのまま受け入れ、自分自身の気持ちも受け入れるという受容力。まさに、われわれはこの老人的超越に近づくことが望まれているのです。そして老人的超越に達した高齢者とこのような想いで接するとき、高齢者を敬う儒教の精神に近づいていることに気づきます。

われわれはなぜ障害のある人々を支えなければならないか
——新ノーマライゼーションの提唱

人はどんなに機能を失っても自分の生命、尊厳そして生活を守ろうとします。たとえ視力を失い、歩けず、がんに侵され、認知症になったとしても。いま健常者と呼ばれている人も、自分の生活を支えてきた身体の機能を失うかもしれません。その失われた機能を周囲の人が手助けをすることで、その人の日常生活を正常に戻すのが「ノーマライゼーション」の考え方です。障害者の障害を訓練してノーマルに戻すという意味ではありません。障害があったとしても、いままでと同じように、健常者と同じように、普通でいられるということです。

その背景に、障害があると不自由な生活を強いられ、差別や偏見にさらされるという現実があるからこういう考え方が生まれたのです。社会的なマイノリティに同情するのではなく、社会がその見方を変え、彼らが過ごしやすいように社会環境を変えていく必要があります。車椅子が移動しやすいようにバリアフリーにしたり、身体が不自由であってもカフェを利用し、難なく映画や買い物を楽しむことができる社会。

それは、物理的なことだけではありません。わたしは、このような物理的なノーマライゼーションの概念を人々のこころや態度、医療から社会制度にまで拡げるべきではないかと思っています。これを思い切って『新ノーマライゼーション』と呼んでしまいましょう。つまり、障害者を取り囲む人々の気持ちや言葉遣い、態度、表情、そのすべてが障害者にとって普通（ノーマル）であるということです。たとえば、この考えに基づけば、重度の介護が必要な人を家族任せにし、問題が生じたら家族の責任にし、在宅ですべてまかなわせるのはノーマライゼーションではありません。介護家族の生活や人生がどうすれば守られ、介護の負担を軽減できるのかを考え、経済的、物理的、精神的に支えることがわたしのいう新ノーマライゼーションです。

だからといって、障害者や認知症患者を一ヶ所に集めて、効率よく介護し生活させることは新ノーマライゼーションではありません。彼らがいつまでも自分たちの住み慣れた環境で馴染みの人と一緒に生活ができること、たとえ障害が進んでもいままでの生活が持続でき、ごく普通に生きてゆけることが新ノーマライゼーションなのです。

もう一度整理します。新ノーマライゼーションの理念は「障害者や高齢者のいまのありのままの姿、生活様式をすべて受け入れ、彼らが健常者と同じような生活ができるよう環境や人々の意識が変わること」です。その役割を担うのが医療であり、介護であり、福祉なのです。

ですから**われわれは、生まれつき障害がある人にも、生きる過程で障害を負った人にも、人生の終わりにがんになり、認知症になった人にも、その生活を支えるために医療を行い、介護で支え、社会を福祉で満たす必要があります。**

認知症になっても彼らがいきいきと生活していた頃と同じように生活し、急性期病院に入院しても自宅と同じように生活できる社会。ノーマライゼーションの考え方を福祉やリハビリだけではなく医療や人々のこころにも応用することで、さまざまな可能性が出てくると思うのです。

認知症医療は世界を変える

認知症医療は、認知機能の低下だけを診るものではありません。認知症患者や高齢者の孤独や悲哀を感じ取り、無常とも思えるその現実を患者と一緒に受け入れながら、彼らがどう過ごせれば自分の人生に意味があったと思えるのかを考える。患者の人生の最後に何ができるのかを考えることも重要な医療です。

いわば患者の人生そのものに向き合うこと。それこそが認知症医療の本質ではないかと、わたしは思います。

そして認知症介護というのは、何を考えているのかが解らなくなったり、自分の気持ちをどう表現したらいいのか解らない人たちの気持ちを察して、彼らが喜ぶようにサポートすることです。

わたしは本書で「認知症」という言葉を「認めて、知る」と再定義しました。

「目の前の人のありのままを認め、そのこころを知る」

これが、わたしが思う認知症医療の原点です。

そして、こころの中で常にこうつぶやいていれば、大きな間違いは起きないだろうと思っています。

いま、われわれの社会にどのような変化が起き、どこに向かおうとしているのか。それを知ることは、自分自身の人生の方向性を探りながら、社会の可能性を考える旅でもあります。

認知症患者のこころを知ると同時に、自分自身のこころの中を知ってください。起こりうる精神構造の変化を感じてください。自分とはまったく違う考え方を受け入れ、相手が予想外の行動をしても冷静に対応できるよう、こころの準備をしてください。

そのうえで、われわれがどう変わっていけばいいのかを感じ取ってほしいのです。

相手の存在を認めて知ること。それを受け入れて相手とコミュニケートしてゆくこと。それは認知症患者に対してだけでなく、すべての人とのコミュニケーションにおいても十分、役に立つはずです。

その方法論を学び、社会で応用してゆけば、一般社会での人間関係もうまくゆくようになるはずです。そして多くの人がその術を学べば、やがてほかの地域の人のこころも察するようになり、遠い異国の人の気持ちも思いやることができるようになるでしょう。そしてその思いやりは国と国との摩擦を減らしてゆくかもしれません。

認知症医療に関わるというのはそういうことではないでしょうか。

あとがき

吹きつける雨と人々の呼気がぶつかり合う夏のある日。会場から「講演の内容を本にしてほしい」と言われ、約4年の歳月が流れました。80歳になった母はいまもリハビリを続け、父は介護に疲れ果て、そして姉の負担が大きくなりました。

文章が書けずに悩んでいたわたしに、父が谷崎潤一郎の『文章讀本』を勧めてくれ、カイカイキキの笠原ちあきさんが出版のチャンスを与えてくれました。しかし、その期待に応えることはできませんでした。

その間、世界には個性的なリーダーたちが出現し、各国のナショナリズムの流れが加速しました。そしてコロナウイルスは人々の生活を離断し、利己的な遺伝子は他者を思いやることが、唯一の生存方法だと悟りました。こんな世界で認知症の社会問題が同時に起こるのは偶然の一致ではないようです。時代は、認知症からも何かを学べとわれわれを導いているようにみえます。

「先生、すごいんだよぉ〜」

ある日のこと、看護師の山元さんがカルテを見せてくれました。そこには、83歳で入院中の女性患者が深夜にひどく落ち着かなくなった様子が書かれていました。足の骨が折れているのにトイレに行こうと立ち上がり、気持ちが悪いから着替えをしたいと言い、そして水が飲みたい、本が読みたい……その〝訴え〟は、とめどなく続きます。転倒のリスクがあまりにも高く、薬を使ったほうがいいと思いながら読みすすめてゆくと、現場の27歳の看護師は、患者のすべての〝願い〟を淡々とこなし、最後にこう締めくくっていたのです。

「終始、極めておだやかであった」

もちろん、患者は決しておだやかな状態ではありません。では、何がおだやかだったのでしょうか。この本を読み終えたみなさんなら、もうお解りですね。

そう、対応した看護師のこころが、極めておだやかであったのです。

そしてそのこころが、患者のこころをおだやかにさせたのです。

本書は新しい診療科を立ち上げた迷えるわたしに、たくさんの患者とその家族から教えていただいたことを基に書かれました。出版に至るまで、わたしは手を引かれて歩いてきた子供のようです。彼らの気持ちが読者のみなさんに最も伝わる表現を模索し、ひたすら多くの書物を読み耽りました。

そのベースにある知識は、群馬大学大学院医学研究科脳神経内科学教室の故・平井俊策名誉教授をはじめ岡本幸市名誉教授、弘前大学大学院医学研究科脳神経内科学講座の東海林幹夫名誉教授、大森赤十字病院顧問の山之内博先生、常葉大学リハビリテーション病院の名倉博史先生、国立精神・神経医療研究センター病院の故・村田美穂元病院長から教えていただいたものです。

統合失調症の家族療法と「表出と体験」を教えてくださった榛名病院理事長の長谷川憲一先生、群馬大学バスケットボール部の先輩である群馬大学大学院保健学研究科の山口晴保名誉教授からも強い影響を受けました。そしてチャンスを与えてくださる虎の門病院顧問の大内尉義先生、いつも貴重な助言を与え続けてくださる門脇孝院長、日々医療の向上に努める高齢者総合診療部のスタッフの協力があったことは言うまでもありません。さらに、虎の門病院の現場の看護師のみんながわれわれの理想とする医療に確信を与えてくれました。

表紙画を提供してくれた香港の禤善勤 Chris Huen Sin-Kan（クリス・ヒュン・シンカン）さん、イラストを描いてくれた韓国の孔永錫（コン・ヨンソク）さん。2人と繋いでくださったオオタファインアーツの皆様。認知症で苦しむ人々に手を差し伸べたいと思う気持ちは、軽々と海を越え、言葉と文化を超えてゆきました。論創社の林威一郎さんと松永裕衣子さんには、わたしのありのままを認め、そのこころを知っていただきました。そして最後までお付き合いいただいた読者の皆様。これらすべての方々にこころから言わせてください。

「ありがとうございました」

最後に、次の世代に希望を残してほしいと願う多くの患者と、この難病の克服が自らの使命だと言い切る研究者と議論を重ねるいま、自然とこう思えてくるのです。

「必ず何とかなる！」

われわれはすでに、つぎの目標に向け歩き始めています。

井桁之総

95. 厚生労働科学研究費補助金厚生労働科学特別研究事業. 日本における認知症の高齢者人口の将来推計に関する研究. 平成26年度総括・分担研究報告書. 日本における認知症高齢者人口の将来推計に関する研究班, 2015.
96. 内閣府：令和元年版高齢社会白書（全体版）https://www8.cao.go.jp/kourei/whitepaper/w-2019/html/zenbun/index.html
97. 厚生労働省：認知症施策推進大綱について https://www.mhlw.go.jp/stf/seisakunitsuite/bunya/0000076236_00002.html
98. Awata S, et al.: Development of the dementia assessment sheet for community-based integrated care system. Geriatr Gerontol Int. Suppl 1; 123-131, 2016.
99. Satizabal CL, et al.: Incidence of Dementia over Three Decades in the Framingham Heart Study. N Engl J Med. 374(6); 523-532, 2016.
100. Matthews FE, et al.: A two-decade comparison of prevalence of dementia in individuals aged 65 years and older from three geographical areas of England: results of the Cognitive Function and Ageing Study I and II. Lancet. 382(9902); 1405-1412, 2013.
101. Schrijvers EM, et al.: Is dementia incidence declining?: Trends in dementia incidence since 1990 in the Rotterdam Study. Neurology. 78(19); 1456-1463, 2012.
102. 増井幸恵：老年的超越. 日本老年医学会雑誌 53; 210-214, 2016.
103. 権藤恭之：百寿者のこころ—認知から感情まで. 最新精神医学 20(6); 465-471, 2015.

他多数.

神医学 45(7); 907-910, 2016.
75. 越川房子：マインドフルネスによる自己受容. 臨床精神医学 45(7); 931-936, 2016.
76. 北西憲二：森田療法と自己受容・自己肯定感. 臨床精神医学 45(7); 937-943, 2016.
77. 澤田法英：精神科薬物療法と患者の自己受容・自己肯定感. 臨床精神医学 45(7); 945-948, 2016.
78. 柳務他：パーソン・センタード・ケア. 臨床精神医学 45(5); 565-571, 2016.
79. 本田美和子：優しさを伝えるケア技術—ユマニチュード. 臨床精神医学 45(5); 573-577, 2016.
80. 矢吹知之：家族ケア. 臨床精神医学 45(5); 585-590, 2016.
81. 加藤伸司：高齢者虐待の現状と今後の課題. 臨床精神医学 45(5); 663-672, 2016.
82. 松本一生：老老介護、認認介護など. 臨床精神医学 45(5); 699-703, 2016.
83. 福井里江：家族心理教育による家族支援. 精神障害リハビリテーション 15(2); 167-171, 2011.
84. 扇澤史子他：生活に活かす回想法—自己効力感や自尊感情の観点から. 精神科治療学 29(8)；1023-1028, 2014.
85. 長谷川憲一：家族支援. 水野雅文編：外来で診る統合失調症. 医学書院, 132-137, 2015.
86. 上田諭：認知機能より生活を診るアルツハイマー病診療—張り合いの追求と精神療法の重要性. 精神科治療学 29(8); 971-976, 2014.
87. 松田実：認知症の症候学—人の関係性という視点から. 精神科治療学 29(8); 977-983, 2014.
88. 水野裕：真のBPSDと偽のBPSD—パーソン・センタード・ケアの視点から. 精神科治療学 29(8); 1003-1009, 2014.
89. 高橋幸男：妄想はどんなときに生じるか—BPSDの対応を再考する. 精神科治療学 29(8); 1011-1016, 2014.
90. 宮永和夫：薬物を用いない認知症治療法—さまざまな非薬物治療の現在. 精神科治療学 29(8); 1029-1037, 2014.
91. 粟田主一：介護保険における認知症に対する治療的アプローチ. 精神科治療学 29(8); 1051-1057, 2014.
92. 山口晴保：アルツハイマー型認知症の非薬物療法の意義と実践. Dementia Japan 29(1); 2-8, 2015.

第6章　だれもが認知症になる世界に向けて

93. Ikejima C, et al.: Multicentre population-based dementia prevalence survey in Japan: a preliminary report. Psychogeriarics. 12(2); 120-123, 2012.
94. 厚生労働科学研究費補助金認知症対策総合研究事業. 都市部における認知症有病率と認知症の生活機能障害への対応. 平成23年度～平成24年度総合研究報告書, 2013.

53. 井桁之総：アルツハイマー型認知症と2型糖尿病の多面的考察. 糖尿病プラクティス 36(3); 320-325, 2019.
54. 杉下守弘他：MMSE-J（精神状態短時間検査―日本版）原法の妥当性と信頼性. 認知神経科学 18(2); 91-110, 2018.

第５章　認知症患者のこころはどうなっているのか

55. 岡田尊司：人を動かす対話術―人の奇跡はなぜ起きるのか. PHP 新書, 2011.
56. 杉山考博監修：認知症の人のつらい気持ちがわかる本. 講談社, 2012.
57. 上野秀樹：認知症　医療の限界、ケアの可能性. メディカ出版, 2016.
58. 山口晴保編著, 佐土根郎他：認知症の正しい理解と包括的医療・ケアのポイント―快一徹！ 脳活性化リハビリテーションで進行を防ごう 第3版. 協同医書出版社, 2016.
59. 公益社団法人日本看護協会編：認知症ケアガイドブック. 昭林社, 2016.
60.「精神科治療学」編集委員会編：高齢者のための精神科医療. 精神科治療学 Vol.32 増刊号, 星和書店, 2017.
61. 谷崎潤一郎：文章讀本. 中公文庫, 1975.
62. 岡本充子他編：エンド・オブ・ライフを見据えた“高齢者看護のキホン”100―看護管理者と創る超高齢社会に求められる看護とは. 日本看護協会出版会, 2015.
63. 岸見一郎他：嫌われる勇気―自己啓発の源流「アドラー」の教え. ダイヤモンド社, 2013.
64. 小倉広：アルフレッド・アドラー 人生に革命が起きる100の言葉. ダイヤモンド社, 2014.
65. ゲオルギー・システマスキー他：人生は楽しいかい？ 夜間飛行, 2016.
66. 本田美和子他：ユマニチュード入門. 医学書院, 2014.
67. ナオミ・フェイル：バリデーション―痴呆症の人との超コミュニケーション法. 筒井書房, 2001.
68. 都村尚子：バリデーションへの誘い―認知症と共に生きるお年寄りから学ぶこと. 全国コミュニティライフサポートセンター, 2014.
69. べてる しあわせ研究所, 向谷地生良編集協力：レッツ！当事者研究1. 認定 NPO 法人 地域精神保健福祉機構・コンボ, 2009.
70. べてる しあわせ研究所, 向谷地生良編集協力：レッツ！当事者研究2―「爆発」は「つながり」への渇望だ！ 認定 NPO 法人 地域精神保健福祉機構・コンボ, 2011.
71. 諸富祥彦：自己肯定感と自己受容. 臨床精神医学 45(7); 869-875, 2016.
72. 平島奈津子：女性の自己受容・自己肯定感と精神科臨床. 臨床精神医学 45(7); 895-899, 2016.
73. 中村伸一：家族・夫婦関係における受容と肯定感の臨床. 臨床精神医学 45(7); 901-906, 2016.
74. 上田諭：認知症の自己肯定感を回復する―精神療法と「治さなくてよい」視点. 臨床精

Dis.18(3); 483-507, 2009.
37. Buchman AS: Loss of motor function in preclinical Alzheimer's disease. Expert Rev Neurother. 11(5); 665-676, 2011.
38. Arab L, et al.: Consequences of Aberrant Insulin Regulation in the Brain: Can Treating Diabetes be Effective for Alzheimer's Disease. Curr Neuropharmacol. 9(4); 693-705, 2011.
39. Bateman RJ, et al.: Clinical and biomarker changes in dominantly inherited Alzheimer's disease. N Engl J Med. 367; 795-804, 2012.
40. Jha NK, et al.: Impact of Insulin Degrading Enzyme and Neprilysin in Alzheimer's Disease Biology: Characterization of Putative Cognates for Therapeutic Applications. J Alzheimers Dis. 48(4); 891-917, 2015.
41. Toledo JB, et al.: Pathological α-synuclein distribution in subjects with coincident Alzheimer's and Lewy body pathology. Acta Neuropathol. 131(3); 393-409, 2016.
42. Bharadwaj P, et al.: The Link between Type 2 Diabetes and Neurodegeneration: Roles for Amyloid-β, Amylin, and Tau Proteins. J Alzheimers Dis. 59(2); 421-432, 2017.
43. Hardy J, et al.: The amyloid hypothesis of Alzheimer's disease: progress and problems on the road to therapeutics. Science. 297(5580); 353-356, 2002.
44. Gulisano W, et al.: Role of Amyloid-β and Tau Proteins in Alzheimer's Disease: Confuting the Amyloid Cascade. J Alzheimers Dis. 64(s1); S611-S631, 2018.
45. Ferreira LSS: Insulin Resistance in Alzheimer's Disease. Front Neurosci. 12:830, 2018.
46. Biessels GJ, Despa F: Cognitive decline and dementia in diabetes mellitus: mechanisms and clinical implications. Nat Rev Endocrinol. 14(10); 591-604, 2018.
47. Yamaguchi H, et al.: Yamaguchi fox-pigeon imitation test (YFPIT) for dementia in clinical practice. Psychogeriatrics. 11(4); 221-226, 2011.
48. 井桁之総：基幹病院における老年医学の多面的アプローチ―虎の門病院『高齢者総合診療部』と『認知症科』の試みと老年病専門医の役割. 日本老年医学会雑誌55(2); 237-243, 2018.
49. 井桁之総：超高齢者社会における新しい医療の流れ―虎の門病院『高齢者総合診療部』と『認知症科』の設立とその活動. 共済医報 67(4); 318-325, 2018.
50. 井桁之総：認知症の疫学とスクリーニング法. 臨床雑誌内科 121(4); 724-728, 2018.
51. 井桁之総：高齢者の観点からみた多職種による認知症医療―高齢者総合診療部, 認知症科, ケアラー外来の創設. 糖尿病プラクティス 36(2); 192-196, 2019.
52. 井桁之総：虎の門病院「高齢者総合診療部」と「認知症科」の理念と4年間の活動状況を踏まえた今後の展望. Geriatric Medicine（老年医学）58(7); 625-629, 2020.

outcome. Arch Neurol. 56(3); 303-308, 1999.
19. McKhann GM, et al.: The diagnosis of dementia due to Alzheimer's disease: recommendations from the National Institute on Aging-Alzheimer's Association workgroups on diagnostic guidelines for Alzheimer's disease. Alzheimers Dement. 7(3); 263-269, 2011.
20. Sperling RA, et al. : Toward defining the preclinical stages of Alzheimer's disease: recommendations from the National Institute on Aging-Alzheimer's Association workgroups on diagnostic guidelines for Alzheimer's disease. Alzheimers & Dementia. 7(3); 280-292, 2011.
21. Dubois B, et al.: Advancing research diagnostic criteria for Alzheimer's disease: the IWG-2 criteria. Lancet Neurol. 13(6); 614-629, 2014.
22. 井桁之総：認知症の診断、対策、予防. 皮膚科の臨床 60(6); 779-787, 2018.
23. 井桁之総：認知症の診断と主な疾患. プラクティス 36(1); 56-59, 2019.
24. 下畑享良他：Rapid eye movement (REM) 睡眠行動障害の診断、告知、治療. 臨床神経学 57(2); 63-70, 2017.

第４章　ボクが「認知症科」をつくった理由

25. 社団法人 日本老年医学会編：老年医学テキスト 改訂第3版. メジカルビュー社, 2008.
26. 秋下雅弘編著：高齢者のポリファーマシー―多剤併用を整理する「智恵」と「コツ」. 南山堂, 2016.
27. 小島太郎企画：特集 高齢者医療ハンドブック―高齢者医療におけるダイバーシティーへの対応. 臨床雑誌内科, 南江堂, 121(4); 2018.
28. 日本老年医学会編集・発行：改訂版 健康長寿診療ハンドブック―実地医家のための老年医学のエッセンス. メジカルビュー社, 2019.
29. 田崎義昭他：ベッドサイドの神経の診かた 改訂18版. 南山堂, 2016.
30. 西村恒彦・武田雅俊編：認知症の脳画像診断―早期検出と鑑別をめざして. メジカルビュー社, 2015.
31. 羽生春夫編著, 金高秀和・清水聰一郎：ひと目でわかる 認知症画像診断ハンドブック. 医学と看護社, 2017.
32. 柳下章：神経内科疾患の画像診断 第2版. 秀潤社, 2019.
33. 松田博史他：見て診て学ぶ　認知症の画像診断 改訂第2版. 永井書店, 2010.
34. Morris JC: The Clinical Dementia Rating (CDR): current version and scoring rules. Neurology. 43(11); 2412-2414, 1993.
35. Neumann KF, et al.: Insulin resistance and Alzheimer's disease: molecular links & clinical implications. Curr Alzheimer Res. 5(5); 438-447, 2008.
36. Cardoso S, et al.: Insulin is a Two-Edged Knife on the Brain. J. Alzheimers

参考文献

本書を作成する上で、論文や書物から多くの示唆をいただいた。こころから感謝申し上げたい。なお、引用が前述したものと重複する場合は省略し、【書籍】【英文論文】【日本語論文】の順に配列した。

第1章 「認知症科」をつくるまで

1. 山口晴保：紙とペンでできる認知症診療術―笑顔の生活を支えよう. 協同医書出版社, 2016.
2. 有吉佐和子：恍惚の人. 新潮社, 1972.
3. 深沢七郎：楢山節考. 中央公論社, 1957.

第2章 認知症は「家族的な病」

4. 春日武彦：援助者必携 はじめての精神科 第2版. 医学書院, 2011.
5. 大井玄：「痴呆老人」は何を見ているか. 新潮新書, 2008.
6. 小澤勲：認知症とは何か. 岩波新書, 2005.
7. 向田邦子：寺内貫太郎一家. 新潮文庫, 1983.
8. 梶原一騎他：巨人の星. 講談社, 1968.
9. 長谷川町子：サザエさん. 姉妹社, 1947.
10. 工藤佳久：実験科学別冊 もっとよくわかる！ 脳神経科学―やっぱり脳はスゴイのだ! 羊土社, 2013.
11. 村田哲他：ミラーニューロンの明らかにしたもの；再考. BRAIN and NERVE 66(6); 635-646, 2014.

第3章 認知症とはなんだろうか

12. 辻省次編, 河村満：アクチュアル 脳・神経疾患の臨床 認知症―神経心理学的アプローチ. 中山書店, 2012.
13. 中島健二他編：認知症ハンドブック. 医学書院, 2013.
14. 鈴木隆雄監修, 島田裕之編：基礎からわかる軽度認知障害 (MCI) ―効果的な認知症予防を目指して. 医学書院, 2015.
15. 水野美邦編：神経内科ハンドブック―鑑別診断と治療 第5版. 医学書院, 2016.
16. 日本神経学会監修,「認知症疾患診療ガイドライン」作成委員会編：認知症疾患診療ガイドライン2017. 医学書院, 2017.
17. 日本神経学会監修,「パーキンソン病診療ガイドライン」作成委員会編：パーキンソン病診療ガイドライン2018. 医学書院, 2018.
18. Petersen RC, et al.: Mild cognitive impairment: clinical characterization and

井桁 之総（いげた・ゆきふさ）

埼玉県出身。幼少時からレオナルド・ダ・ビンチに憧れ音楽家、美術家、医師を志す。群馬大学医学部医学科を卒業し、同大学医学部附属病院神経内科、東京都老人医療センター（現・東京都健康長寿医療センター）で研修教育を受ける。群馬大学医学部大学院医学系研究科を卒業し医学博士を取得。同大学神経内科助手（現・助教）を経て、同大学医学部附属病院神経内科、前橋赤十字病院、日本赤十字社医療センターで神経内科と救急・震災医療に従事。その後、国家公務員共済組合連合会 虎の門病院で高齢者総合診療部と認知症科を立ち上げる。認知症科部長、認知症疾患センター長。日本認知症学会専門医・指導医、日本神経学会専門医・指導医、日本老年医学会専門医、日本内科学会指導医、日本赤十字看護大学非常勤講師。専門は認知症超早期診断。NHK スペシャルに出演、日経ビジネスなど多数で紹介される。

認知症　ありのままを認め、そのこころを知る
――虎の門病院 認知症科の考え方

2020年10月10日　初版第 1 刷発行
2023年 3 月30日　初版第 2 刷発行

著　者　井桁之総
発行者　森下紀夫
発行所　論 創 社

〒101-0051　東京都千代田区神田神保町 2-23　北井ビル
tel. 03（3264）5254　fax. 03（3264）5232　http://www.ronso.co.jp
振替口座 00160-1-155266

装幀／奥定泰之
印刷・製本／中央精版印刷　組版／ダーツフィールド

ISBN978-4-8460-1971-6